祛百病

中药养生

中华名医养生宝典

ZHONGYAOYANGSHENG

QUBAIBING

深入探索中医养生的奥秘

轻松掌握祛病延年的智慧

高景华／编著

陕西出版传媒集团
陕西科学技术出版社

图书在版编目（CIP）数据

中药养生祛百病／高景华编著. —西安：陕西科学
技术出版社，2013.2
ISBN 978－7－5369－5512－7

Ⅰ．①中… Ⅱ．①高… Ⅲ．①中草药—养生
（中医） Ⅳ.①R212②R243

中国版本图书馆 CIP 数据核字（2013）第 038657 号

中药养生祛百病

出 版 者	陕西出版传媒集团　陕西科学技术出版社
	西安北大街 131 号　邮编　710003
	电话（029）87211894　传真（029）87218236
	http://www.snstp.com
发 行 者	陕西出版传媒集团　陕西科学技术出版社
	电话（029）87212206　87260001
印　　刷	北京建泰印刷有限公司
规　　格	710×1000 毫米　　16 开本
印　　张	20
字　　数	280 千字
版　　次	2013 年 5 月第 1 版
	2013 年 5 月第 1 次印刷
书　　号	ISBN 978－7－5369－5512－7
定　　价	26.80 元

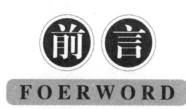

　　我国的劳动人民几千年来在与疾病作斗争的过程中，通过实践，逐渐积累了丰富的中药知识。每种中药都有其独特的性味与功效，有些中药是治疗某些疾病的佼佼者，有些完全没有毒副作用而被用来养身健体，延年益寿。几千年来，中药为人类的繁衍和百姓的身体健康做出了极大的贡献。

　　中药养生祛病有它独特的优势，不仅在于中药的安全与廉价，很多西医无法根治的疑难杂症，使用中药后都会取得意想不到的好效果。在延年益寿方面，中药的贡献更是不可估量，很多具有补益作用的中药成为人们家中必备甚至礼尚往来的新宠儿。

　　本书分为上下两篇，上篇着重介绍中药的性能、配伍、及用药常识，包括药材的存放、煎取方法、服药禁忌，让您了解中药养生常识，准确有效的使用中药。下篇从常见疾病入手，详细介绍了治疗每种疾病的常用药材，针对性非常强。内容包括药材的形态特征、性味功效、良品辨识。在选取常用处方的同时，还增加了美味的药膳，使良药不再苦口。最后一章还介绍了各种养生功能的对应中药，便于读者查找与实践。

　　希望本书能给广大读者带来健康与长寿！

编　者

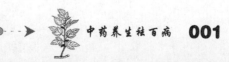

上篇 中药养生常识

第一章 中药的性能 ……………………………… 003

一、四气 ……………………………………………… 003

二、五味 ……………………………………………… 004

三、归经 ……………………………………………… 005

四、升降沉浮 ………………………………………… 005

五、毒性 ……………………………………………… 006

第二章 中药的配伍 ……………………………… 007

第三章 中药用药常识 …………………………… 009

一、中药材的存放 …………………………………… 009

二、煎药方法 ………………………………………… 011

三、服药时间与剂量 ………………………………… 013

四、中药禁忌 ………………………………………… 014

服用中药十忌 ………………………………………… 014

孕妇禁忌的常用中药及中成药 ……………………… 016

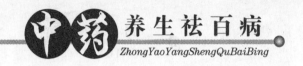

下篇　中药养生祛百病

第一章　内科疾病 ………………………………… 019

感冒 …………………………………………………… 019

急性支气管炎 ……………………………………… 023

慢性支气管炎 ……………………………………… 027

哮喘 …………………………………………………… 031

胃及十二指肠溃疡 ………………………………… 035

慢性胃炎 …………………………………………… 039

急性胃肠炎 ………………………………………… 042

痢疾 …………………………………………………… 046

便秘 …………………………………………………… 050

腹泻 …………………………………………………… 054

消化不良 …………………………………………… 058

恶心呕吐 …………………………………………… 062

贫血 …………………………………………………… 066

失眠 …………………………………………………… 070

健忘 …………………………………………………… 074

头痛 …………………………………………………… 078

眩晕 …………………………………………………… 082

肺炎 …………………………………………………… 087

肺结核 ……………………………………………… 091

肝炎 …………………………………………………… 094

胆囊炎与胆石症 …………………………………………… 098

肾炎 ………………………………………………… 102

痔疮 ………………………………………………… 106

高血压 ……………………………………………… 110

糖尿病 ……………………………………………… 113

冠心病 ……………………………………………… 117

低血压 ……………………………………………… 121

风湿、类风湿性关节炎 ………………………………… 126

高脂血症 …………………………………………… 130

骨质疏松 …………………………………………… 134

肩周炎 ……………………………………………… 138

阳痿 ………………………………………………… 142

早泄 ………………………………………………… 146

遗精 ………………………………………………… 150

第二章　外科疾病 …………………………………… 155

疖 …………………………………………………… 155

痈 …………………………………………………… 158

跌打损伤 …………………………………………… 162

烧烫伤 ……………………………………………… 166

骨折 ………………………………………………… 169

急性乳腺炎 ………………………………………… 172

急性阑尾炎 ………………………………………… 175

湿疹 ………………………………………………… 179

脱肛 ………………………………………………… 182

破伤风 ……………………………………………… 185

第三章　妇科疾病 ·················· 190

月经不调 ················· 190

痛经 ················· 194

闭经 ················· 198

崩漏 ················· 202

白带异常 ················· 206

不孕症 ················· 210

阴道炎 ················· 212

产后缺乳 ················· 215

更年期综合征 ················· 218

第四章　儿科疾病 ················· 223

小儿疳积 ················· 223

麻疹 ················· 226

百日咳 ················· 229

小儿遗尿 ················· 232

小儿肺炎 ················· 235

小儿惊厥 ················· 239

小儿夜啼 ················· 242

第五章　五官科疾病 ················· 246

鼻炎 ················· 246

中耳炎 ················· 249

结膜炎 ················· 253

咽炎 ·············· 256

口腔溃疡 ·············· 259

牙痛 ·············· 263

口臭 ·············· 267

眼疲劳 ·············· 271

第六章 中药养生保健 ·············· 275

补中益气 ·············· 275

补血养血 ·············· 278

补肾养精 ·············· 281

补阴滋阴 ·············· 284

壮阳固精 ·············· 287

生津益液 ·············· 290

养心安神 ·············· 293

补肝养肝 ·············· 295

健脾养胃 ·············· 298

补肺润肺 ·············· 301

补肾养肾 ·············· 304

健脑益智 ·············· 306

附录：古今计量单位对照与换算 ·············· 310

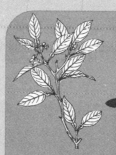

上篇

中药养生常识

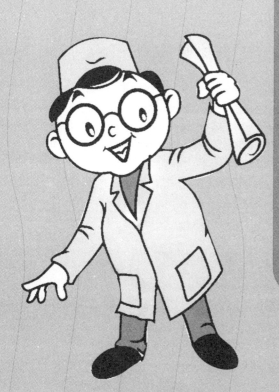

第一章

中药的性能

中药的性能是指药物的性味和功能，也就是中药的药性，包括药物的四气五味、归经、升降沉浮、毒性等方面。它是我国劳动人民在长期与疾病作斗争的实践中总结出来的宝贵经验。

一、四气

四气又称四性，指药物的寒、热、温、凉四种药性。另有一类药物，药性为平，是指既不偏于寒凉，也不偏于温热。但是，绝对的"平"并不存在，故仍归于四气范围内。四性是根据药物作用于机体所产生的反应得出的，与病症的寒热性质相对。以阴阳来分，寒凉属阴，温热属阳。一般而言，能够减轻或消除热证的药物多属寒凉性质。寒、凉其性相同、程度不等。凉者甚之为寒，寒者渐之为凉。同理，能够减轻或治疗寒证的药物多属温热性质，温者渐之，热者甚之。

不同药性的作用：

（1）寒凉性质的中药，具有清热、泻火、解毒、凉血、养阴、补阴等作用，主要用于热证或功能亢进的疾病。

（2）温热性质的中药，具有散寒、温里、化湿、行气、补阳等作用，主要用于寒证或功能减退的证候。

（3）平性中药，药性平和，多为滋补药，用于体质衰弱，不能适应寒凉或温热性质中药者。

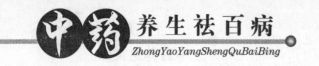
二、 五味

味，就是药物的滋味。五味，即辛、甘、酸、苦、咸。

有些药物具有淡味或涩味，也就是说药物的滋味实际上不止五种，但是，五味是最基本的五种滋味，所以仍然称为五味。不同的味有不同的作用，味相同的药物，其作用也有相近或共同之处。至于其阴阳属性，则辛、甘、淡属阳，酸、苦、咸属阴。综合历代用药经验，叙述其作用如下。

（1）辛味药：有发散、行气、活血的作用，一般治疗外感表证的药物，如桂枝、紫苏叶、薄荷等，治疗气滞证的药物，如香附、陈皮等，治疗瘀血阻滞的药物，如川芎、红花等，都有辛味。

（2）酸味药："能收能涩"，有收敛、固涩的作用，并能生津开胃、收敛止汗。一般具有酸味的药物多用于治疗虚汗、泄泻等，如山茱萸、五味子涩精敛汗，五倍子涩肠止泻。

（3）苦味药："能泄能燥能坚"，有泄和燥的作用。"泄"的含义甚广，有指通泄的，如大黄，适用于热结便秘：有指降泄的，如杏仁，适用于肺气上逆的喘咳；有指清泄的，如栀子，适用于热盛心烦等。至于"燥"，则用于湿证，湿证有寒湿、热湿的不同，温性的苦味药如苍术，适用于前者，寒性的苦味药如黄连，适用于后者。此外，前人的经验中，认为苦还有坚阴的作用，如黄柏、知母用于肾阴虚亏而相火亢盛的痿证，即具有泻火存阴（坚阴）的意义。

（4）咸味药："能下能软"，有软坚散结、泻下的作用。多用以治疗痰核、痞块及热结便秘等，如瓦楞子软坚散结，芒硝泻下通便等。

（5）淡味药：有渗湿、利尿的作用。多用以治疗水肿、小便不利等，如通草、茯苓、薏仁等利尿药，皆有淡味。

三、 归经

归经是指某种药物对某些脏腑经络的病变能起主要治疗作用。如麻黄发汗平喘，能治咳嗽气喘的肺经病，故归入肺经；芒硝泻下软坚，能治燥结便秘的大肠经病，故归入大肠经；天麻祛风止痉，可治手足抽搐的肝经病，故归入肝经。

归经是以脏腑、经络理论为基础，以所治具体病证为依据来确立的。因为经络起着沟通人体表里内外的作用，生理上相互协调，发病时也相互影响。所以，表证可以影响到脏腑，里证又可反映到体表。通过系统的归纳分析，四诊合参，确定病变所在的脏腑经络，通过药物的治疗作用，便可得出归经所在。

掌握归经理论，有助于提高用药的准确性。但运用归经理论，必须考虑到脏腑经络间的关系。由于脏腑经络在生理上相互关联，在病理上相互影响，因此，在临床用药时往往不单纯使用某一经的药物。还须注意的是，勿将中医脏腑经络定位与现代医学的解剖部位混为一谈。再者，归经所依据的是用药后的机体效应所在，而不是指药物成分在体内的分布。

四、 升降沉浮

浮沉是指药物在体内发生作用的趋向，基本可概括为"升浮"和"沉降"两个方面。

药物升降浮沉的性能与药物本身的性味有不可分割的关系，能升浮的药物大多具有辛、甘味和温、热性；能沉降的药物大多具有酸、苦、咸、涩味和寒、凉性。所以，李时珍曾经指出："酸咸无升，辛甘无降，寒无浮，热无沉"。

一般的规律是，升浮药的作用趋向为向上、向外，具发表、散寒、升阳、催吐等功效，能治疗病位在表（如外感发热）、在上（如呕吐），

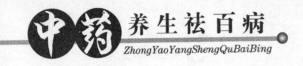

病势下陷（如脱肛、内脏下垂）的病症；沉降药的作用趋向为向下、向里，具有潜阳、平逆、收敛、渗利、泻下等功效。能治疗病位在里（如热结便秘）、病势上逆（如肝阳上亢的眩晕）的病症。

有少数药物的作用趋向表现为"双向性"，即既能升浮，又可沉降，如麻黄既能发汗解表，亦可平喘利尿。

炮制和配伍也是影响药物升降浮沉的主要因素。炮制时液体辅料的添加可以影响到药物原有的升降浮沉性质，如酒炒（炙）则升、姜汁炒则散、醋炒则收敛、盐水炒则下行。在配伍用药时，配伍药物的升降浮沉性质，遵循少数服从多数的原则，性属升浮的药物与较多主沉降的药物相配伍时。以用量大、药味多的药性为主，少数药物的升浮之性可以受到一定的制约；反之，性属沉降的药物与较多主升浮的药物相配伍时。其沉降之性也可能被抑制。故李时珍说："升降在物，亦在人也。"掌握有关影响因素可以更好地了解药物的作用，为临床选用、炮制和配伍用药提供依据。

五、 毒性

药物毒性是指一些药物可能会对人体造成不同程度的伤害。

在一般人的观念中，总认为中药没有毒，其实不然。由于药物的气味有厚薄，因而作用有强弱，从这一点来看，中药也可以分为大毒、常毒、小毒和无毒。

传统中医对于有毒和无毒的药物在使用上是有规则的。大毒药物用到病去 6/10 时，即停止，常毒药物用到病去 7/10，小毒药物用到病去 8/10，即使是无毒的药也用到病去 9/10 时就立即停止。用得过分，反会损害正气。剩余的一分病，要用谷类、肉类、果类和蔬菜类日常饮食来调养，如果用谷、肉、果蔬而不能尽除时，再按病邪程度用药物治疗。在用药期间，还要观察气候，适应生、长、收、藏的天地常道等。

第二章

中药的配伍

中药的配伍是指将两种或两种以上的药物进行配合使用，通过配伍方法，使中药之间相互作用、提高药效，或减少、消除毒副作用，以保证用药安全、提高疗效。中药配伍有以下几种方式。

（1）相须：即性能功效相类似的药物配合应用，可以增强疗效。如石膏与知母配合，就能明显增强清热泻火的治疗效果；大黄与芒硝配合，可以明显增强攻下泻热的治疗效果。

（2）相使：即药物性能功效方面有某些共性，或性能功效虽不相同，但是治疗目的一致，可将之配合应用，以一种药为主，另一种药为辅，提高主药疗效。如补气利水的黄芪与利水健脾的茯苓配合时，茯苓能提高黄芪补气利水的治疗效果。

（3）相畏：某一种药物的毒性反应或副作用，能被另一种药物减轻或消除。如生半夏和生南星的毒性能被生姜减轻或消除，所以说生半夏和生南星畏生姜。

（4）相杀：即一种药物能减轻或消除另一种药物的毒性或副作用。如生姜能减轻或消除生半夏和生南星的毒性或副作用，所以说生姜杀生半夏和生南星的毒。相畏、相杀实际上是同一配伍关系的两种说法。

（5）相恶：即两药合用，一种药物能使另一种药物原有功效降低或丧失。如人参恶莱菔子，因莱菔子能削弱人参的补气作用。相恶只会使两药的某方面或某几方面的功效减弱或丧失，并非两药的各种功效全部丧失。如生姜恶黄芩，只是生姜的温肺、温胃功效与黄芩的清肺、清

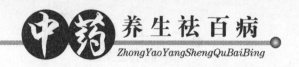

胃功效互相牵制而疗效降低，但生姜还能和中开胃，黄芩尚可清泻少阳以除热邪，在这些方面，两药并不·定相恶。

（6）相反：即两种药物合用，能产生或增强毒反应或副作用。如"十八反"、"十九畏"中的若干药物。

"反"是指某些药材一起配合选用时，会产生副作用或剧烈的毒性，而"畏"是指两药合用会使药效相抵消。

公认的中药配伍禁忌是"十八反"和"十九畏"。古人将两者范围内的主要药物编成歌诀（即十八反歌、十九畏歌），以便初学者熟记。

十八反歌：本草明言十八反，半蒌贝蔹及攻乌，藻戟遂芫俱战草，诸参辛芍叛藜芦。

意思是：半夏、瓜蒌、贝母、白蔹、白及反乌头；海藻、大戟、甘遂、芫花反甘草；人参、沙参、丹参、玄参、细辛、芍药反藜芦。

十九畏歌：硫黄原是火中精，朴硝一见便相争。水银莫与砒霜见，狼毒最怕密陀僧。巴豆性烈最为上，偏与牵牛不顺情。丁香莫与郁金见，牙硝难合京三棱。川乌草乌不顺犀，人参最怕五灵脂。官桂善能调冷气，若逢石脂便相欺。大凡修合看顺逆，炮爁炙煿莫相依。

意思是：硫黄畏朴硝，水银畏砒霜，狼毒畏密陀僧，巴豆畏牵牛，丁香畏郁金，牙硝畏三棱，川乌、草乌畏犀角，人参畏五灵脂，官桂畏赤石脂。

以上内容，古今有不同看法，其中有些问题有待深入研究，但目前临床用药仍遵循以上原则。

第三章

中药用药常识

一、 中药材的存放

如何存放中药对其药效发挥十分重要，如果贮存不当，就有可能导致药物变质、失效，这对中药的治疗效果不利，有时还会产生副作用而影响使用者的身体健康。因此，存放中药应注意以下几个方面：

（1）尽早丢掉变质药物

变质中药应尽早丢弃，因为变质药物是不能服用的。

（2）分类存放

常用药物与不常用药物要分开储存。易受潮、生虫、变质的药物应单独储存：如核桃肉、松仁肉等容易出油的种子类药物；阿胶、白术、熟地等容易受潮变质的药物；当归、人参、冬虫夏草、山药、黄芪等容易生虫的药物等。

（3）贮存环境

贮存环境对中药的保存很重要。通常药物应避免与光、湿接触，放在阴凉、干燥处，并且为了防潮最好用塑料袋或者防潮纸将药物密封保存。尤其是参类（如西洋参、人参等）药材，包好后还应放到装有生石灰的密闭容器中，且在容器口喷洒一些高浓度的白酒，这样才有利于保持其干燥、清香。切忌放入冰箱保存，因为冰箱的水汽会使其出现变软、发霉、生虫、泛糖（白参）等变质现象。另外，在贮存动物类药物时，应在容器下面放一些石灰，以确保其干燥。

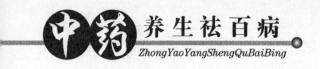
(1) 人参

将糯米适量炒熟（以微焦黄为度），同人参共置于能密封的玻璃瓶内，炒糯米须全部覆盖住人参。

选用可密封的玻璃、搪瓷或陶瓷容器，将新鲜无结块的白砂糖铺于容器底部约2~3厘米厚，上面平列人参一层，用白砂糖覆盖超过参面1~2厘米，加盖密封，置阴凉处，使用时可按需要量取用，然后仍加盖密封即可。

(2) 鹿茸

用细布包好，置瓷瓶内密封贮藏，加入少许花椒防蛀。

(3) 牛黄

用深棕色玻璃瓶贮存，或放在用塑料袋包装的铁盒内。不宜冷存，以免变黑失效，一旦发霉，可用酒擦洗。

(4) 冬虫夏草

用细布包好，置放在小方盒、皮箱或炭木盒中密闭封存，布包封存前应拌少许花椒防蛀，可放些碎丹皮于木盒内。

(5) 枸杞子

在塑料袋中放入装有生石灰的小麻袋，然后将去除杂质的枸杞子放入塑料袋中，烤封塑料袋口，抽出袋内空气，置阴凉处贮存，或者置于冰箱或其他冷藏设备中保存。温度保持在0~4℃之间。

(6) 沉香

用小木盒装好，放置于阴凉处保存。

(7) 藏红花

放入密封的小瓷缸内，置于阴凉处保存，注意经常保持油润。

(8) 三七

用干燥的灰木盒贮藏。

 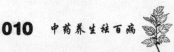

（9）珍珠粉

用紧口小瓶盛装，密封置阴凉干燥处保存，防止发散"走效"。

（10）燕窝

密封，置阴凉干燥处保存，也可放入石灰箱里贮存。

二、 煎药方法

（1）器具的选择

中药或药膳煎煮最好是用沙锅或陶瓷锅，现今常用的不锈钢容器也是不错的选择，但是切忌使用铁、铝、锡或其他金属器具，因为金属容易和中药产生化学反应而影响疗效。

（2）煎药的用水量

一般水量以盖过药材 1～2 厘米为准。药膳汤的水量可以多一点，可以是所有材料的 2～3 倍。

（3）煎药前的重要步骤

煮前如果能用冷水浸泡药材约 30 分钟，可以让药材更充分吸收水分，使其中的有效成分更容易溶于水，以发挥最大的药效。此外，浸泡药材的水不用倒掉，直接和药材一起煮。

（4）掌握煎药的火候

煎煮一般药材，应该先用大火加热煮沸，然后用小火煎煮，以免药汁溢出，也可避免药汁煎干。也可以选择电饭锅炖煮，将装有药材与食材的器具放入锅中，外锅放上水即可炖煮，可以不用担心火候的问题。

（5）把握煎药的时间

如果使用煤气烹煮，可以先用大火将药材与食材煮沸，再转小火煮约 30 分钟；如果使用电饭锅烹煮，只要将药材、食材一起放入锅中烹煮 30～50 分钟即可，但具体时间应视药材与食材而定。药茶的煎煮时

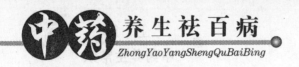
间一般为 15～20 分钟。

（6）一般中药煎煮的次数

一般一剂中药煎 2 次，补益药可煎 3 次。煎煮一次后应将药液滤出，重新加水煎煮，有效成分才能继续溶出。

特殊药物的煎煮方法

先煎	如磁石、牡蛎等矿物，贝壳类药物，因其有效成分不易煎出，应先入煎 30 分钟左右再纳入其他药同煎；川乌、附子等药因其毒烈性经久煎可以降低，也宜先煎。制川乌、制附片也应先煎半小时再入其他药同煎，以确保用药安全。
后下	如薄荷、白豆蔻、大黄、番泻叶等药因其有效成分煎煮时易挥发或破坏而不耐煎煮者，入药宜后下，待他药煎煮将成时投入，煎沸几分钟即可。大黄、番泻叶等药甚至可以直接用开水泡服。
包煎	如蒲黄、海金沙等药材质地过轻，煎煮时易漂浮在药液面上，或成糊状，不便于煎煮及服用；车前子、葶苈子等药材极细，又含淀粉、黏液质较多的药，煎煮时容易粘锅、糊化、焦化；辛夷、旋覆花等药材有毛，对咽喉有刺激性，这几类药入药时宜用纱布包裹入煎。
另煎	如人参等贵重药物宜另煎，以免煎出的有效成分被其他渣吸附，造成浪费。
烊化	如阿胶等胶类药，容易粘附于其他药渣及锅底，即浪费药材，又不容易熬煎，宜另行烊化，再与其他药汁对服。
冲服	如芒硝等入水即化的药及竹沥等汁液性药材，宜用煎好的其他药液或开水冲服。

三、服药时间与剂量

（1）掌握服药的最佳时间

服药时间的不同，药物在体内产生的药效也有所差别，因此在服药时掌握好用药的时间是很重要的。

（2）清晨空腹时服

因胃及十二指肠内均无食物，所服药物可避免与食物混合，能迅速入肠中，充分发挥药效。驱虫药、攻下药空腹时服药，不仅有利于药物迅速入肠发挥作用，且可避免晚间频频起床影响睡眠。

（3）饭前服

胃中亦空虚。滋补药及治疗胃肠道疾病的药物宜饭前服用，有利于药物的消化吸收。

（4）饭后服

胃中存有较多食物，药物与食物混合，可减轻其对胃肠的刺激，故对胃肠道有刺激的药宜饭后服。消食药亦宜饭后及时服用，以利充分发挥药效。一般药物，无论饭前或饭后服，服药与进食都应间隔 1 小时左右，以免影响药物与食物的消化吸收与药效的发挥。

（5）特定时间服

为了使药物能充分发挥作用，有的药还应在特定的时间服用：如安神药用于治疗失眠，宜在睡前 30 分钟至 1 小时服药；缓下剂亦宜睡前服用，以便翌日清晨排便；涩精止遗药也应晚间服 1 次药；截疟药应在疟疾发作前 2 小时服药，急性病则不拘时服。

一般疾病服药，多采用每日 1 剂，每剂分 2 服或 3 服。病情急重者，可每隔 4 小时左右服药 1 次，昼夜不停，使药力持续，利于顿挫病势。

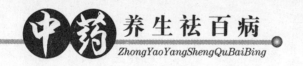

(6) 服药剂量

服药的多少常常依病情或体质而定，一般疾病，多采用1日1剂，每剂分2服或3服。病情急重而体不虚者，可以每4小时服药1次，昼夜不停；病缓而体弱者可每日1服或2服；若使用发汗、泻下等祛邪力强的药物。一般以得汗、得下为度，不必尽剂，以免伤正。

顿服：一次性给予较大药量的服药法。取其药量大、药力猛，适用于危、重病症。

分服：将1日的药物总量分为几次的服药法。以每日3服最为普遍，适用于一般病症。

频服：指多次少量给予药物的服药法。每次服药的药量小、药力缓，适用于咽喉疾病、某些消化道疾病（如呕吐等）、小儿不耐药味或虽为重病却不能用药过猛者。

四、中药禁忌

服用中药十忌

一般人认为，中药比西药温和、不伤身体，但其实中药还是有一些必须注意的禁忌。如果对于相关禁忌不了解，譬如单一味中药与其他味中药之间搭配的关系错了，不但可能降低、破坏药效，甚至可能使病情加剧，不可不慎。

（1）服药时，宜少食豆类、肉类、生冷及不易消化的食物，以免增加病人的肠胃负担，影响病人恢复健康，尤其脾胃虚的患者，更应少食。

（2）热性疾病，应禁用或少食酒类、辣味、鱼类、肉类等食物，

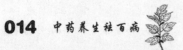

因这些食物有腻滞、生热、生痰作用，食后会助长病邪，使病情加重。

（3）服解表、透疹药，宜少食生冷及酸味食物，因冷物、酸味均有收敛作用，会影响药物解表、透疹功效。

（4）服温补药时应少饮茶、少食萝卜，萝卜性凉下气，会降低药物温补脾胃的功效。

（5）不要用茶水服药，茶叶里含有鞣酸，浓茶里含鞣酸更多，如果用茶水服药，鞣酸就会和药物中的蛋白质、生物碱或重金属等起化学作用而发生沉淀，影响药物疗效，甚至失效。

（6）服用人参时，不宜吃萝卜，萝卜有消食、化痰、通气的作用，而人参是滋补药物，这样一补一消，作用就抵消了。但这也不是绝对的，如萝卜有通气、消食的作用，有的病人乱服人参导致胸闷、气促、坐立不安、胃口大减时，就需要用萝卜来消导。

（7）服清热凉血及滋阴药物时，不宜吃辣味，因辣的食物性热。中医辨证为热证的病人（如有便秘、尿少、口干、唇燥等症状），服辣的食物会增加热现象而抵消清热凉血药（如石膏、银花、生地等）及滋阴药（如麦冬、知母、玄参等）的作用。

（8）切记特定药与食物配伍的禁忌：如薄荷忌鳖肉、茯苓忌醋、蜜忌生葱等。

（9）妇女怀孕期间应禁忌的中药范围，从药物的性味方面来看，主要是忌活血破气（如红花）、滑利攻下（如薏仁）、芳香渗透（如丁香）、大辛大热（如肉桂）及有毒之品（如巴豆）。

（10）服中药时切记与西药间隔2小时以上。

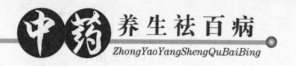

孕妇禁忌的常用中药及中成药

禁用	中药	大毒药	水银、轻粉、斑蝥、蟾蜍
		破血逐瘀药	水蛭、虻虫、莪术、三棱
		峻下逐水药	巴豆、牵牛、芫花、商陆、大戟、甘遂
		辛香通窍药	麝香
	中成药		牛黄解毒丸、云南白药、牛黄清胃丸、大活络丹、小活络丹、六神丸、三七片、十滴水、七厘散、苏合香丸、益母膏、复方当归注射液、麝香壮骨膏、百降丹、至宝丹、小金丹
慎用	中药	活血祛瘀药	桃仁、红花、蒲黄、五灵脂、乳香、没药、牛膝、川芎、刘寄奴、泽兰、苏木、皂角刺、延胡索、穿山甲
		攻下利水药	大黄、芒硝、冬葵子、木通
		破滞行气药	枳实、枳壳
		辛热温里药	附子、肉桂、干姜
	中成药		藿香正气水、防风通圣丸、安宫牛黄丸、附子理中丸、牛黄上清丸、大山楂丸、麻仁润肠丸、香砂养胃丸、木香顺气丸、胆石通、蛇胆陈皮末、气滞胃痛冲剂

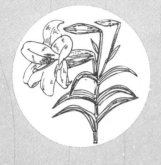

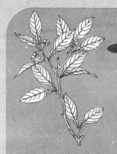

下 篇

中药养生祛百病

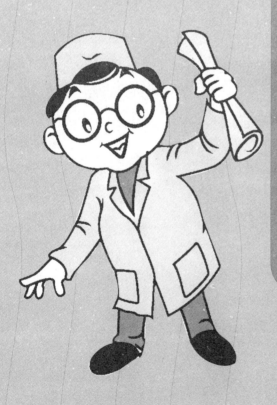

第一章

内科疾病

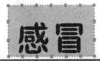

Gan mao

感冒（俗称"伤风"）为临床常见的外感疾病，主要是感受风邪所致，多发于气候突变，寒暖失常之时。也有因起居不慎，冷热不调，雨淋、疲劳等使人体腠理疏松，卫气不固，风邪乘虚侵袭而致病。并且在不同的季节中，风邪往往随着时气而侵入，如冬季多属风寒，春季多属风热，夏季多属挟暑湿，秋季多兼燥气，梅雨季节多挟湿邪。而在四时之中，又有气候失常的情况，如春应温而反寒，冬应寒而反温等等。感冒初起，一般多见鼻塞、流涕、喷嚏、声重，或头痛、畏寒继而发热、咳嗽、喉痒或咽喉痛等。重则恶寒（甚至寒战）、高热、周身酸痛、疲乏等属于"时行感冒"，若无重感新邪，病程为 5 ~ 10 日。

主治药材

◇麻黄

【形态特征】多年生草本，高 20 ~ 40 厘米。老株木质化，呈小灌木。根茎常根卧于地。小枝圆状，对生或轮生，干后截面髓部呈棕红色。叶对生，叶片退化成膜质鞘状，下部合生，上部 2 裂，裂

片呈三角形。5~6月开花，雄球花多成复穗
状，雄蕊7~8枚。8~9月种子成熟，肉质
红色，卵圆形或半圆形，直径6~7毫米。
8~9月份割取地上绿色草质茎，除去杂质，
置于通风处晾干。

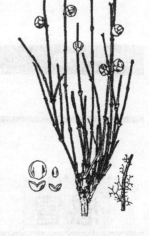

【良品辨识】以干燥、茎粗，色淡绿或黄
绿、内心色红棕、手拉不脱节、味苦涩者
为佳。

【性味归经】味辛、微苦，性温。归肝、
膀胱经。

【功效主治】发汗解表、宣肺平喘、利水消肿。用于外感风寒、咳
嗽、及水肿等症。

◇板蓝根

【形态特征】2年生草本。主根深长，
外皮灰黄色。茎直立，叶互生；基生叶较
大，具柄，叶片长圆状椭圆形；茎生叶长
圆形至长圆状倒披针形，在下部的叶较大，
渐上渐小，先端钝尖，基部箭形，半抱茎，
全缘或有不明显的细锯齿。阔总状花序；
花小，无苞，花梗细长；花萼4，绿色；
花瓣4，黄色，倒卵形；雄蕊6，雌蕊1，
圆形。长角果长圆形，扁平翅状，具中肋。
种子1枚，花期5月，果期6月。

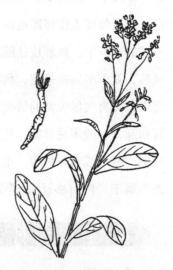

多于秋季采挖，采收后抖净泥土，在芦头和叶子之间用刀切开，分
别晒干，拣去黄叶及杂质，即得大青叶和板蓝根。

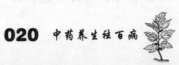

【良品辨识】根部直长而粗、质地坚实者为良品。

【性味归经】味苦，性寒。归心、胃经。

【功效主治】清热解毒、凉血利咽。用于急性热病、大头瘟毒、疟腮、湿热黄疸等症。

对症处方

麻黄汤

【配　方】麻黄9克，桂枝9克，杏仁6克，甘草6克。

【制用法】水煎服。

【主　治】外感风邪表症、恶寒发热。

麻黄汤加减

【配　方】麻黄3克，牛蒡子10克，防风10克，荆芥10克，甘草6克，生姜3克。

【制用法】水煎服。

【主　治】风寒感冒、头痛鼻塞。

板蓝根饮

【配　方】板蓝根、贯众各30克，甘草15克。

【制用法】开水冲泡代茶饮。

【主　治】流行性感冒。

紫苏麻黄汤

【配　方】紫苏叶、薄荷、甘草各6克，葛根10克，麻黄5克，生姜2片。

【制用法】水煎服。

【主　治】感冒。

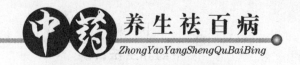
石膏麻桂汤

【配　方】石膏（先煎）120克，麻黄3克，桂枝3克。

【制用法】水煎，分多次温服。

【主　治】外感发热。

防流感饮

【配　方】板蓝根18克，羌活9克。

【制用法】水煎服。

【主　治】防治感冒。

食疗药膳

板蓝根胡萝卜肉酱

【原料】板蓝根9克，肉酱罐头1盆，胡萝卜3条，盐适量。

【做法】①药材洗净，以1碗水煮成半碗药汁备用。

②胡萝卜洗净削皮，切块状（各边3~4厘米）备用。

③锅中加入水、胡萝卜，注意水量要盖过胡萝卜。

④开火煮沸后改中火，煮到胡萝卜熟透后，将药汁及肉酱罐头倒入，一起煮到汤汁收浓，加入少许盐调味，即可食用。

【功效】清热利咽。

板蓝根羌活茶

【原料】羌活15克，板蓝根30克。

【做法】将羌活、板蓝根加水煎汤，去渣取汁。

【功效】清热解毒。

急性支气管炎

Ji xing zhi qi guan yan

急性支气管炎是支气管黏膜的急性炎症，多由感染、物理化学刺激或过敏等引起，常发生于气候突变时。临床上主要表现有咳嗽和咳痰症状，病变加重后可发展为细支气管炎和支气管肺炎，或加重原有呼吸系统疾病的病情。当机体抵抗力低下，如受寒、过度疲劳和营养不良等情况下容易罹患本病。引起急性支气管炎的常见病因是病毒、支原体和细菌等，在病毒感染的基础上可继发细菌感染。急性支气管炎的治疗主要是镇咳、祛痰和抗感染治疗。在季节、气候变化时要及时增减衣服，注意冷热，尤其寒潮来时要注意保暖。平时要经常煅炼身体，增强体质。避免接触过敏原。

主治药材

◇ 枇杷叶

【形态特征】常绿小乔木，高3~8米。茎直立，小枝粗壮，被锈色绒毛。单叶互生，革质，长椭圆形至倒卵状披针形，先端短尖，基部楔形，边缘有疏锯齿，上面深绿色有光泽，下面密被锈色绒毛。花淡黄白色，顶生圆锥花序。浆果状梨果卵形、椭圆形或近圆形，熟时

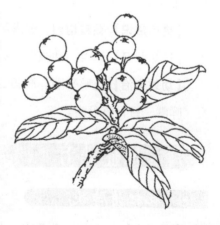

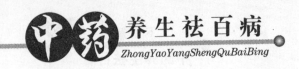

橙黄色。全年采叶，鲜用或晒干，用时刷去叶背面绒毛。

【良品辨识】叶大、色灰绿、不破碎者为佳。

【性味归经】味苦，性微寒。归肺、胃经。

【功效主治】清肺化痰止咳、降逆止呕、用于急性支气管炎、各种咳喘、胃热呕吐。

◇ 苦杏仁

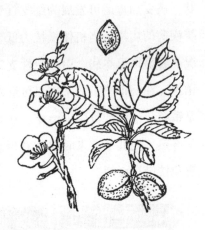

【形态特征】落叶乔木，叶互生，卵圆形，先端长渐尖，基部圆形或略近心形。边缘有细锯齿或不明显的重锯齿，主脉基部被白色柔毛，叶柄带红色。花先于叶开放，单生于小枝端；花梗短或几无梗；花萼5裂，花瓣5，白色或粉红色，阔卵形，长宽几乎相等。果黄红色，卵圆形，略扁，侧面具一浅凹槽，微被绒毛；核近于光滑，坚硬，扁心形，具沟状边缘；内有种子1枚，心形，红色。花期3~4月，果期4~6月。

【良品辨识】颗粒均匀、饱满肥厚、味苦、不发油者为佳。

【性味归经】味苦，性微温，有小毒。归肺、大肠经。

【功效主治】止咳平喘、润肠通便、用于感冒咳嗽、支气管炎、肺炎、哮喘、百日咳等症。

对症处方

枇杷清肺饮

【配　方】枇杷叶、炙桑皮、北沙参、山栀子各9克，黄芩、炙甘

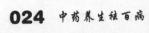

草各 3 克, 黄连 1.5 克。

【制用法】水煎服。

【主 治】肺热咳嗽、痰黄而浓。

杷叶款冬花汤

【配 方】枇杷叶 15 克, 款冬花 12 克。

【制用法】水煎服。

【主 治】干咳燥咳。

减味麻黄汤

【配 方】炙麻黄 6 克, 杏仁 10 克, 甘草 3 克。

【制用法】水煎服。

【主 治】急性支气管炎属风寒症。

杷叶鱼腥草汤

【配 方】鱼腥草 15 克, 枇杷叶、薄荷各 6 克, 甘草 3 克。

【制用法】水煎服, 每日 1 剂, 连服数日。

【主 治】急性支气管炎属风热症。

白及散

【配 方】杏仁 10 克, 三七 5 克, 蒲黄 (炭)、款冬花、川贝母、橘络、阿胶、党参各 15 克, 海蛤粉、南天竺、百合、生白术、牡蛎各 30 克, 糯米 60 克, 白及 120 克。

【制用法】将以上药 (贝壳类浸膏入药) 研成粉末。每日 15 克, 分 3 次服。1 个月为 1 个疗程。

【主 治】支气管扩张。

食疗药膳

枇杷叶姜粥

【原料】枇杷叶、姜各8克，粳米50克，盐适量。

【做法】①枇杷叶洗净，浸泡15分钟。

②粳米洗净，放进锅内加水。

③将姜、枇杷叶放进米锅内，用小火煮熬，煮熬至成粥状，加盐调味即成。

【功效】祛痰止咳。

枇杷绿豆汤

【原料】枇杷叶8克、玫瑰花5克，绿豆、海带各15克，红糖适量。

【做法】以上食材同煮20分钟左右，加入适量红糖，稍煮即可。

【功效】清热止咳。

杏仁豆腐

【原料】杏仁100克，粳米50克，洋葱10克，蜂蜜20毫升，白糖适量。

【做法】①把杏仁用水浸泡，去皮，切碎；粳米淘净，与杏仁加水磨成浆，过滤取汁。

②葱洗净，放入锅中，加水100毫升，上笼蒸20分钟取出，用纱布去渣。

③锅置火上，下洋葱汁，杏仁浆，煮开后闭火，即成杏仁豆腐。

④再点火，加水、白糖、蜂蜜，烧开后起锅，浇在杏仁豆腐上。

【功效】生津润燥、止渴定喘。

慢性支气管炎

Man xing zhi qi guan yan

慢性支气管炎是由于感染或非感染因素引起气管、支气管黏膜及其周围组织的慢性非特异性炎症。其病理特点是支气管腺体增生、黏液分泌增多。临床出现有连续两年以上，每年持续三个月以上的咳嗽、咳痰或气喘等症状。早期症状轻微，多在冬季发作，春暖后缓解；晚期炎症加重，症状长年存在，不分季节。疾病进展又可并发阻塞性肺气肿、肺源性心脏病，严重影响劳动力和健康。

主治药材

◇ 川贝母

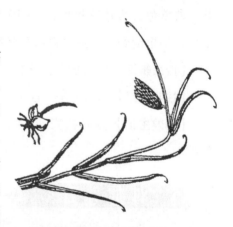

【形态特征】多年生草本，高15～50厘米。鳞茎粗1～1.5厘米，由3～4枚肥厚鳞瓣组成；鳞瓣肉质，类圆锥形或近球形，类白色，外层鳞瓣2枚，大小悬殊，大瓣紧抱小瓣，顶部闭合，内有类圆柱形心芽和2枚小鳞瓣。茎直立，常在中部以上有叶。单叶，叶片呈狭披针条形，先端渐尖，顶端多少卷曲，6月开花，黄色或黄绿色，单朵生于茎顶；花被6片。7～8月结果，果实长圆形。

【良品辨识】以质坚实、粉性足、色白者为佳。

【性味归经】味苦、甘，性微寒。归肺、心经。

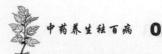

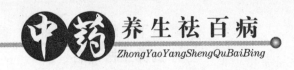

【功效主治】润肺化痰、清热散结、用于急慢性支气管炎、肺炎、肺结核等症。

◇ 桔梗

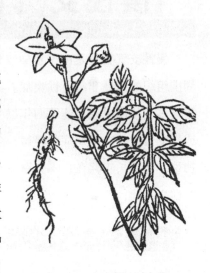

【形态特征】多年生草本，高30～90厘米，全株光滑无毛。根肉质，圆柱形，或有分枝。茎直立，单一或分枝。叶近于无柄，生于茎中、下部的叶对生或3～4片轮生，茎上部的叶有时为互生；叶片卵状披针形。7～8月开花，花单生于茎顶，或数朵成疏生于茎顶，或数朵成疏生的总状花序；花萼钟状，先端5裂；花冠钟状，蓝紫色，裂片三角形；8～10月结果，蒴果倒卵形，熟时顶部5瓣裂。种子卵形。

【良品辨识】以质坚实、身干、条长肥大、色白味苦者为佳。

【性味归经】味苦、辛，性平。归肺经。

【功效主治】宣肺祛痰、利咽排脓、用于各种咳嗽、咽痛、肺痈等症。

对症处方

二母丸

【配　方】川贝母、知母各等份。

【制用法】共研粉，炼蜜为丸，每服6克。

【主　治】阴虚肺热、咳嗽少痰。

贝母散

【配 方】川贝母、紫菀、款冬花、杏仁、麦冬花各9克。

【制用法】水煎服。

【主 治】咳痰黏稠，或咳痰带血。

桔梗汤

【配 方】桔梗、炙甘草各9克。

【制用法】水煎服。

【主 治】咽喉肿痛、咳而胸满。

桔梗黄芩汤

【配 方】桔梗6克，黄芩10克，远志6克，杏仁6克，知母6克。

【制用法】水煎服。

【主 治】急、慢性气管炎。

二母石膏汤

【配 方】川贝母、知母、黄芩各10克，石膏、栝楼各15克。

【制用法】水煎服。

【主 治】慢性支气管炎

食疗药膳

川贝炖雪梨

【原 料】川贝母5克，雪梨2个，糯米50克，陈皮5克，冬瓜30克。

【做 法】①把川贝母打成细粉；雪梨去皮，切块；糯米淘洗干净；陈皮洗净切丝；冬瓜洗净，切4厘米长的块。

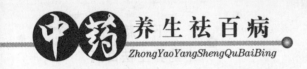
②把冬瓜、陈皮、雪梨放入蒸碗底部，把糯米放在上面，加水淹过糯米。

③把蒸碗置大气蒸笼内武火蒸50分钟即成。

【功效】润肺、生津、止渴。

川贝樱桃雪耳饮

【原料】川贝母9克，杏仁9克，银耳10克，樱桃50克，冰糖适量。

【做法】①樱桃去梗，洗净；杏仁去皮，打碎；川贝洗净，放入药袋；银耳洗净，泡软。

②将泡软的银耳、杏仁及药袋放入锅内，加入适量的清水，以大火煮沸后转小火煮20分钟，加入冰糖搅拌至溶解。

③最后放入樱桃，再煮2分钟即可。

【功效】滋阴润肺、降气平喘。

桔梗炖猪肺

【原料】桔梗、紫菀、杏仁各10克，地骨皮15克，花旗参5克，猪肺2块。

【做法】①将猪肺切成块状，反复用手挤压，除去泡沫，洗净放入清水中煮开，捞出放入炖盅内。

②桔梗、紫菀、杏仁、花旗参、地骨皮洗净放入炖盅内，加适量水隔水炖3小时左右，调味后即可食用。

【功效】润肺止咳。

桔梗荆芥粥

【原料】桔梗12克，荆芥9克，甘草6克，粳米60克。

【做法】将三味药材用沙布包好水煎，去渣，加粳米常法煮粥。

【功效】清热宣肺、利咽止咳。

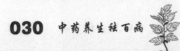

哮喘

Xiao chuan

典型的支气管哮喘，发作前有先兆症状如打喷嚏、流涕、咳嗽、胸闷等，如不及时处理。可因支气管阻塞加重而出现哮喘，严重者可被迫采取坐位或呈端坐呼吸，干咳或咯大量白色泡沫痰，甚至出现紫绀等。但一般可自行用平喘药物等治疗后缓解。某些患者在缓解数小时后可再次发作，甚至导致哮喘持续状态。此外，在临床上还存在非典型表现的哮喘。如咳嗽变异型哮喘，患者在无明显诱因情况下咳嗽2个月以上，夜间及凌晨常发作，运动、冷空气等可诱发或加重。

主治药材

◇ 桑白皮

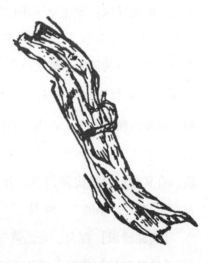

【形态特征】落叶灌木或乔木，高3～15米。树皮灰白色，有条状线裂，根皮白棕色或红黄色。单叶互生，叶柄长1～2.5厘米，叶片卵形或宽卵形，长5～20厘米，宽4～10厘米，光端尖锐或渐突，基部圆形或近心形，边缘有粗锯齿，上面无毛，早落。花单性，雌雄异株，花序排列成穗状，腋生，雌花序长1～2.5厘米，被毛，总花梗长5～10毫米，雄花序长1～2.5厘米，下垂，略被细毛，雄花具花被片4枚，雄蕊4枚，中央有不育的雌蕊；雌花具花被片4枚，基部合生，柱头口裂瘦

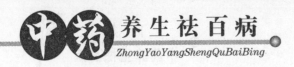

果。多数密集成一卵圆形的聚合果，长 1~2.5 厘米，初时绿色，熟后为紫色或红色。种子小，花期 4~5 月，果期 5~6 月，生于丘陵、山坡、村旁等。

【良品辨识】色白、皮肉厚、无栓皮、质柔韧、嚼之有黏性，可成丝团者为良品。

【性味归经】味甘，性寒。归肺经。

【功效主治】泻肺平喘、利水消肿。用于肺热咳嗽、痰热阻肺、水肿等症。

◇ 白果

【形态特征】落叶乔木，高可达 30 米。树干直立，树皮灰色。叶在短枝上簇生，在长枝上互生。叶片扇形，叶柄长 2~7 厘米。花单性，雌雄异株；雄花呈下垂的短柔荑花序，有多数雄蕊，花药 2 室，生于短柄的顶端；雌花每 2~3 个聚生于短枝枝上，每花有 1 长

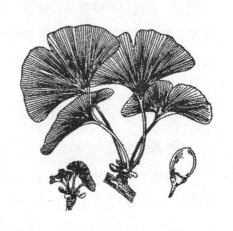

柄，柄端两杈，各生 1 心皮，胚珠附生于上，通常只有 1 个胚珠发育成熟。种子核果状，倒卵形或椭圆形，淡黄色，被白粉状蜡质；外种皮肉质，有臭气；内种皮灰白色，骨质，两侧有棱边；胚乳丰富，子叶 2。花期 4~5 月，果期 7~10 月。

【良品辨识】粒大、壳色黄白、种仁饱满、断面色淡黄者为良品。

【性味归经】味甘、苦，性平，有毒。归肺经。

【功效主治】敛肺定喘、止滞浊、缩小便。用于肺结核、哮喘、慢性支气管炎、小便频数、遗尿、白带等症。

 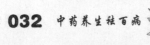

对症处方

桑白皮杏仁汤

【配　方】桑白皮、苦杏仁各15克，猪肺250克。

【制用法】猪肺切片，挤洗干净，与桑白皮、杏仁加水同炖至烂熟、饮汤食猪肺。

【主　治】哮喘。

鸭掌散

【配　方】白果5颗，麻黄7.5克，炙甘草6克。

【制用法】加水一杯半，煎取八分，睡前服。

【主　治】哮喘痰嗽。

白果汤

【配　方】白果5~10只。

【制用法】将白果连壳打碎，水煎服。

【主　治】咳嗽气喘。

二母白皮汤

【配　方】浙贝母、知母各4.5克，甘草1克，枳实2克，茯苓、栝楼仁、陈皮、桑白皮各3克，黄芩、栀子各3.5克，生石膏6克。

【制用法】共研为细末，加生姜3片，水煎服。

【主　治】风火咳嗽。

白果蜜汁饮

【配　方】白果4粒，蜂蜜25克。

【制用法】水煎白果，取汁，加蜂蜜调匀，每晚睡前服，连服5日。

【主　治】支气管哮喘。

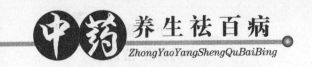
食疗药膳

米花桑白皮汤

【原料】桑白皮30克，糯米花50克。

【做法】①将糯米花放入烧杯，加水300毫升，桑白皮洗净，放入烧杯。

②烧杯置武火上煮沸，改文火煎20分钟即可。

【功效】清热止咳。

白果蜂蜜饮

【原料】炒白果9克，蜂蜜适量。

【做法】炒白果去壳，加水煎煮，加入适量蜂蜜，连汤食用。

【功效】润肺定喘。

白果炒鸡蛋

【原料】白果15克，鸡蛋2个，盐适量，味精适量，植物油50克。

【做法】①将白果去壳，用温水浸泡一夜，捞起，除去白果芯（因白果芯含有毒物质），剁成细末。

②鸡蛋打入碗内，放入白果末、味精、盐，搅匀。

③将炒锅置武火上，下入植物油，烧至六成热时，改用中火，然后用筷子边搅动鸡蛋，边徐徐往锅内倒入蛋液，待一面煎黄后，翻转过来，再将另一面煎黄即成。

【功效】敛肺止带，用于哮喘、痰嗽、白带、小便频数。

胃及十二指肠溃疡

Wei ji shi er zhi chang kui yang

西医根据溃疡发生的位置，将消化性溃疡分为胃溃疡和十二指肠溃疡。

胃溃疡是指胃壁黏膜受到胃酸腐蚀，典型的症状是进食后半小时到1小时左右会疼痛，吃东西会让疼痛加剧，吃油腻或甜食格外不舒服。疼痛的位置约在上腹部的正中央或偏左，患者会感觉上腹部沉重而灼热，好发于四五十岁的中年人。

十二指肠溃疡发生的位置多在胃前端靠近幽门的部位，典型症状是饥饿时疼痛格外明显，吃东西后会缓解，大约在进食后2~4小时发作。疼痛的位置约在上腹部偏右，好发于二三十岁的人。

主治药材

◇ 紫胡

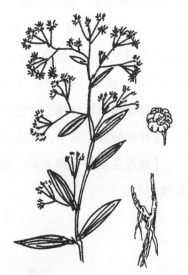

【形态特征】多年生草本，高可达60厘米。主根圆锥形，细长，支根较少，棕色至红棕色。茎单一，上部略作"之"字形弯曲，并多分歧。叶互生，线状披针形，先端渐尖，全缘，叶脉5~9条，近于平行。花黄色，腋生或顶生伞形花序；花期7~9月。双悬果长圆形或长圆状卵形，分果具为粗钝棱，成熟的果实棱槽中油管不明

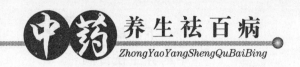

显；果期8～10月。多于春、秋两季采挖，先割去茎杆，挖出根部，除去泥土及杂质，晒干或烘干。

【良品辨识】主根粗大、少支根、黄褐色、气微香、味淡者为良品。

【性味归经】味苦，性微寒。归肝、胆经。

【功效主治】和解退热、疏肝解郁，用于肝气郁结所致的消化性溃疡。

◆ 高良姜

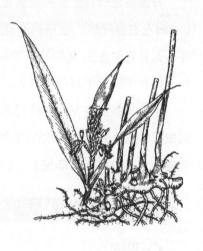

【形态特征】多年生草本，高30～80厘米。根茎横走，圆柱形而分枝，直径1～1.5厘米，红棕色或紫红色，节环形，节间长0.2～1厘米，节上生须根，气芳香，味辛辣。茎直立，丛生。叶互生，单叶，无柄；叶片条形，长15～30厘米，宽1～3厘米，先端渐尖或尾尖，基部渐狭，边缘全缘，两面均无毛；叶舌披针形，长2～3厘米，有时达5厘米，棕色。4～10月开花，花淡红色。6～10月果期，果实球形，有短柔毛，直径约1厘米，成熟时橘红色，种子棕色。

【良品辨识】分枝少、色红棕、气香浓、味辣者为良品。

【性味归经】味辛，性热。归脾、胃经。

【功效主治】散寒止痛、温中止呕，用于胃寒冷痛、消化性溃疡、急慢性胃炎。

对症处方

肝胃百合汤

【配　方】柴胡、乌药、川楝子、郁金、百合、丹参各10克，甘草6克。

【制用法】水煎、早晚分服，每日1剂。

【主　治】肝气不舒所致消化性溃疡。

白药郁金汤

【配　方】柴胡、甘草各10克，白芍30克，郁金12克。

【制用法】水煎2次，混合分2次服，每日1剂。

【主　治】消化性溃疡。

良附温中汤

【配　方】良姜、香附、砂仁（后下）各5克，肉桂2克，木香（后下）6克，乌药、白术各9克，党参12克。

【制用法】水煎服。

【主　治】虚寒型胃脘痛。

胃溃疡方

【配　方】炙黄芪、生黄芪、当归、白术、白及、蒲公英各15克，炙甘草、陈皮、白芍、仙鹤草各12克，红参（蒸）、升麻、柴胡各10克。

【制用法】每日1剂，水煎，分2次于早、晚饭前1小时温服。

【主　治】胃溃疡。

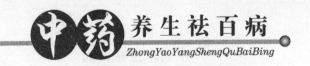

食疗药膳

柴胡奶汁卷心菜

【原料】柴胡、香附各6克，卷心菜1颗，鲜奶1盒，火腿3片，小黄瓜半条。盐、糖、奶油、太白粉各适量。

【做法】①药材洗净，用3碗水煮成1碗药汁备用。

②卷心菜洗净后分剖为两半，锅内加水七分满，煮开，将菜放入烫熟取出。

③将鲜奶加热煮开并加盐、糖、奶油、药汁，烫好的菜入锅煮一下与奶汁拌和，再将菜取出盛盘。

④留在锅中的牛奶倒入太白粉水芶茨成奶糊，淋于卷心菜上。

⑤最后撒上火腿丝、小黄瓜丝即可。

【功效】理气和胃、对长期情绪压力导致消化性溃疡有效。

糯米枣粥

【原料】糯米100克，红枣8克。

【做法】常法煮粥，极烂。

【功效】养胃健脾、对消化性溃疡有辅助治疗作用。

牛奶蜂蜜饮

【原料】牛奶250克，蜂蜜50克，白及粉10克。

【做法】将牛奶煮沸，调入蜂蜜及白及粉，每日1次。

【功效】温中补虚，治疗胃及十二指溃疡。

慢性胃炎

Man xing wei yan

慢性胃炎是以胃黏膜的非特异性慢性炎症为主要病理变化的慢性胃病，病变可局限于胃的一部分，也可弥漫到整个胃部，临床常有胃酸减少、食欲下降、上腹不适和疼痛、消化不良等症状。慢性胃炎无特异性，一般可表现为食欲减退，上腹部有饱胀憋闷感及疼痛感，恶心、嗳气、消瘦、腹泻等。慢性胃炎的命名很不统一，依据不同的诊断方法有慢性浅表性胃炎、慢性糜烂性胃炎、慢性萎缩性胃炎、慢性胆汁返流性胃炎、慢性疣状胃炎、药物性胃炎、乙醇性胃炎等。

主治药材

◇ 丁香

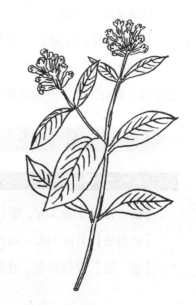

【形态特征】常绿乔木，高 10 米。叶对生；叶柄明显；叶片长方卵形或长方倒卵形，端尖，基部狭窄，花芳香，顶生聚伞圆锥花序，花萼肥厚，绿色后转紫色，长管状，裂片三角形；花冠白色，稍带淡紫，短管状，子房下位，与萼管合生，花柱粗厚，柱头不明显。浆果红棕色，长方椭圆形，种子长方形。

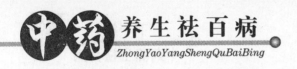
【良品辨识】颗粒粗大、鲜紫棕色、香气强烈、油多者为良品。

【性味归经】味辛，性温。归脾、胃、肺、肾经。

【功效主治】温中降逆，暖肾助阳，用于消化不良、急慢性胃炎、性功能减退等症。

◇ 肉桂

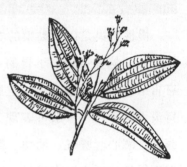

【形态特征】常绿乔木，高 10～15 米。枝、叶、树皮干时有浓烈肉桂香气；树皮灰色或灰褐色，枝无毛，嫩枝略呈四棱形。叶互生，单叶，鲜叶嚼之有先甜后辣的浓郁的肉桂特有香味；叶片长圆形或近披针形，6～8 月开花，花小，黄绿色，排成圆锥花序生于叶腋，花序与叶片等长，有黄色短绒毛；花被裂片 6 片；发育雄蕊 9 枚。10～12 月结果，果实长圆形，成熟时紫黑色。

【良品辨识】皮细肉厚，断面紫红色，油性大，香气浓，味甜、微辛，嚼之无渣者为佳。

【性味归经】味甘辛，性大热。归肾、脾、心、肝经。

【功效主治】补火助阳、散寒止痛、温经通脉、用于胃寒冷痛，四肢发凉、食欲不振、产后腹痛等症。

◀ 对症处方 ▶

丁香散

【配　方】丁香 3 克，砂仁 5 克，白术 9 克。

【制用法】共研为末，每次 3 克，每日 2 次。

【主　治】脾胃虚寒、吐泻食少。

丁香柿蒂汤

【配　方】丁香1.5克，柿蒂5枚，党参、生姜各9克。

【制用法】水煎服。

【主　治】脾胃虚寒，呕吐呃逆。

桂香膏

【配　方】肉桂、丁香、荜茇、延胡索各15克，黄酒适量。

【制用法】4味共研为细末。用时每取30克药末，加入适量黄酒，调为糊状。涂敷脐部神阙穴及中脘穴，用消毒纱布覆盖，胶布固定。每日换药1次，以愈为度。

艾石汤

【配　方】肉桂6克，艾叶、石菖蒲、樟树根皮（去粗皮）各10克。

【制用法】水煎服。

【主　治】胃痛。

厚柴参汤

【配　方】厚朴、柴胡、黄芩、半夏、苍术、陈皮各12克，党参15克，生姜、大枣各10克，甘草6克，随证加减。

【制用法】每日1剂，水煎，分2次服。

【主　治】慢性胃炎。

食疗药膳

丁香雪梨

【原料】大雪梨1个，丁香15粒。

【做法】将丁香刺入梨肉内，用湿纸包裹5层，置炭火上煨热，热食。

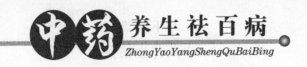

【功效】生津益胃，降逆止呕。

肉桂鸡肝

【原料】肉桂5克，鸡肝一副。盐、葱、生姜、酒适量。

【做法】①将牛肉切块，用沸水煮至三分熟，捞起放凉，切成肉条。

②以小火热锅，加入高汤，放入牛肉条、肉桂、甘草、盐、茴香、生姜片、酒、白糖、熟植物油，煮6小时左右。

③至高汤快干时，不断翻炒至锅中发出油爆响声时捞起，沥干油，待凉后拣出生姜片、茴香、肉桂、甘草即成。

【功效】温补肾阳，和暖脾胃。

肉桂甘草牛肉

【原料】甘草6克，肉桂3克，牛肉1000克，盐、茴香、生姜片、酒、白糖、熟植物油、高汤各适量。

【做法】①肉桂洗净：鸡肝洗净，剖成4片。

②将肉桂、鸡肝放入瓷碗内，加葱、生姜、盐、酒、适量清水，再将之放入锅内隔水炖熟即可。

【功效】补益脾胃，温中散寒。

急性胃肠炎

Ji xing wei chang yan

急性胃肠炎是病毒或细菌感染所致，是夏秋季的常见病，多发病。其表现主要为腹痛、腹泻、恶心、呕吐、发热等，严重者可致脱水、电解质紊乱、休克等。急性肠炎多为突然发病，并多有饮食不节或误食的

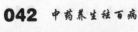

病史。有呈暴发性流行的特点。病人多表现为恶心、呕吐在先，继以腹泻，每天 3～5 次，甚至数十次不等，大便呈水样，深黄色或带绿色，恶臭，可伴有腹部绞痛、发热、全身酸痛等症状。大便常规检查及粪便培养、白细胞计数可正常或异常。病人以恶心、呕吐、腹痛、腹泻同时并见，故称急性胃肠炎。

主治药材

❖ 木香

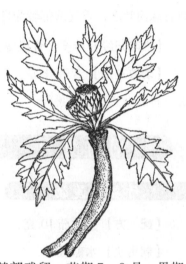

【形态特征】多年生高大草本。主根粗壮，圆柱形，外表褐色；支根稀疏。根生叶三角状卵形或三角形，上面深绿色，被短毛，下面淡绿带褐色，被短毛，脉上尤著；叶柄较长。花茎较高，有细棱，被短柔毛；花茎上的叶长 10～30 厘米，有短柄。花全为管状花，暗紫色。瘦果线形，先端平截，果熟时多脱落，果顶有时有花柱基部残留。花期 7～9 月。果期 8～10 月。

【良品辨识】条匀、体质坚实的、香气浓郁、油性大，无须根者为良品。

【性味归经】味辛、苦，性温。归脾、胃、大肠、胆、三焦经。

【功效主治】行气止痛、健脾消食、用于急慢性胃肠炎、痢疾、肠梗阻等症。

❖ 藿香

【形态特征】多生长于路边、山坡、沟旁。多年生草本。茎直立，

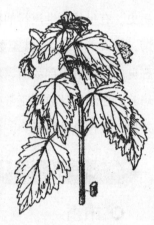

粗壮，上部多分枝，密被灰黄色绒毛。叶对生，搓之有香气；叶片广卵形或长椭圆形，边缘有粗锯齿，常有浅裂，两面密被茸毛。花期1～2月。轮伞花序，密集，组成顶生或腋生的假穗状花序；萼管状；花冠唇形，淡红紫色。小坚果平滑。

【良品辨识】茎枝粗壮结实、断面发绿、色青绿而叶多，香气浓郁者为良品。

【性味归经】味辛，性微温。归脾、胃、肺经。

【功效主治】芳香化湿、开胃止呕、发表解暑，用于急慢性胃肠炎。胃肠型感冒、中暑等。

对症处方

竹茹香莲汤

【配　方】姜竹茹10克，木香、姜川连各5克。

【制用法】水煎服。

【主　治】夏季急性胃肠炎。

焦山楂饮

【配　方】焦山楂12克。

【制用法】水煎服。

【主　治】急性胃肠炎。

金银藿香汤

【配　方】佩兰12克，藿香10克，苏梗9克，金银花叶15克。

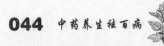

【制用法】水煎服，每日1剂。

【主　治】急性胃肠炎。

藿香苏夏汤

【配　方】藿香10克，苍术5克，厚朴5克，制半夏10克，紫苏10克。

【制用法】水煎服。

【主　治】夏秋暑湿发热，头痛呕恶，胸闷腹泻。

食疗药膳

木香陈皮鸡

【原料】木香3克，陈皮5克，砂仁5克，苏梗5克，藿香5克，白术5克，白条鸡1只。姜、葱、料酒适量。

【做法】①以上6味药材用纱布袋装好，扎紧。

②炖锅内放入鸡、药袋、姜片、葱段、料酒、盐，加2500毫升水，大火烧沸，改小火炖煮1小时即成。

【功效】健脾和胃、调气止呕。

藿香粥

【原料】藿香15克，粳米100克，白糖20克。

【做法】①将藿香洗净，加水适量，煮15分钟，去渣，留药汁。

②将粳米淘洗干净，放入锅内，加入药汁，置武火上烧沸，再用文火煮30分钟，加入白糖搅匀即成。

【功效】开胃、止呕、解暑。

藿香苏叶鸡蛋汤

【原料】鸡蛋2个，藿香叶30克，紫苏叶130克。

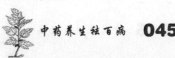

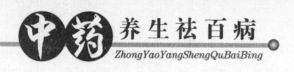
【做法】①广藿香叶、紫苏叶洗净；鸡蛋入油锅中煎好。

②所有材料一同放入瓦锅内，加适量清水，用大火煮沸后，再转小火煮20分钟，调味即可。

【功效】祛暑解表、化湿和中。

痢疾

—— Li ji

痢疾是由痢疾杆菌、溶组织阿米巴所引起的肠道传染病的总称，它有细菌性痢疾和阿米巴痢疾两类，前一类常见。中医称为肠澼、滞下。因症状不同分为赤痢、白痢、赤白痢、噤口痢、休息痢等。初起时多属湿热积滞，久痢多属虚寒。该病从口中进入。在肠中发展。引起结肠炎，溃疡和出血等。

中医认为，气分热而腐化成汁，下泻为白痢；血分热而下溃则为赤痢；肠胃热灼，津液不升，舌干咽涩，不能进口就成噤口痢；肝气太盛就成为暴注，瘀热留在腹膜内成休息痢。虽然变化多端。不外乎表里寒热之分。一般赤痢为热，白痢为寒。头疼身热筋骨疼痛。胀满恶食、渴饮、畏热喜冷、脉强都是"实"，反之则"虚"。

◇ 主治药材

◇ 马齿苋

【形态特征】1年生肉质草木，全株光滑无毛。叶互生或对生，叶柄极短，叶片肥厚肉质，倒卵形或匙形，先端钝圆，有时微缺，基部阔楔形，全缘，上面深绿色，下面暗红色。夏季开两性花，较小，黄色，丛生枝顶叶腋；总苞片4~5枚，三角状卵形；萼片2个，对生，卵形，

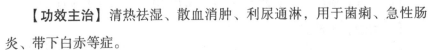

基部与子房连合；花瓣 5 个，倒心形，先端微凹；雄蕊黄色；雌蕊 1，子房半下位，1 室，花柱顶端 4 ~ 6 裂，形成线状柱头。6 ~ 10 月结短圆锥形蒴果，棕色，盖裂；种子多数，黑褐色，表面具细点。

【良品辨识】茎圆柱形、棕褐色、气微、味微酸而带黏性者为良品。

【性味归经】味酸、性寒、入大肠、肝、脾经。

【功效主治】清热祛湿、散血消肿、利尿通淋，用于菌痢、急性肠炎、带下白赤等症。

◆ 黄柏

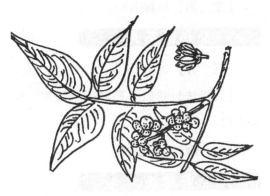

【形态特征】落叶乔木，高 10 ~ 20 米。树皮淡黄褐色或淡灰色，有不规则深纵沟裂。叶对生，羽状复叶，小叶 5 ~ 13 片，卵形或卵状披针形，长 5 ~ 12

厘米，宽 3 ~ 4.5 厘米，边缘具细锯齿或波浪状，有缘毛，上面暗绿色，下面苍白色。圆锥花序，顶生，雌雄异株，花小而多，黄绿色。浆果核球形，紫黑色，有香气。花期 5 ~ 6 月，果期 9 ~ 10 月。

【良品辨识】皮厚、色鲜黄者为良品。

【性味归经】味苦，性寒。归肾、膀胱经。

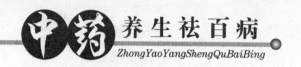
【功效主治】清热燥湿，泻火解毒，用于急性菌痢、急性肠炎、泌尿系统感染、湿疹等症。

对症处方

马齿苋汤

【配　方】马齿苋15克。

【制用法】水煎服，或鲜马齿苋做菜食。

【主　治】细菌性痢疾。

黄柏白头翁汤

【配　方】黄柏、白头翁各10克，秦皮10克，黄连1.5克。

【制用法】水煎服。

【主　治】热毒痢疾。

黄柏赤芍丸

【配　方】黄柏15克，赤芍药12克。

【制用法】将以上药共研为细末，制丸如梧子大小。每次20丸，饭前服。

【主　治】小儿热痢。

紫藤汤

【配　方】紫花地丁、红藤各30克，蚂蚁草60克，黄芩27克。

【制用法】水煎服。

【主　治】痢疾。

葛根凤尾汤

【配　方】葛根15克，鲜凤尾草30克。

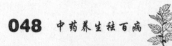

【制用法】水煎服。

【主　治】痢疾。

食疗药膳

马齿苋荠菜粥

【原料】马齿苋、荠菜、粳米各100克。

【做法】①将马齿苋去根，除去黄叶，用清水洗净，用刀切碎。将荠菜除杂物，洗净备用。

②把粳米淘洗净，直接放入锅内，加入适量清水，置于火上，用武火煮沸，再改用文火慢煮，至米开花，八成熟时，加入马齿苋，再煮几沸，即成。

【功效】清热解毒，止痢。

马齿苋肉丝汤

【原料】马齿苋200克，绿豆150克，猪肉（瘦肉丝）150克，大蒜（白皮）10克，猪油（炼制）15克，盐3克，味精2克。

【做法】①先将马齿苋去除根、老茎，清水洗净，用刀切成段备用。

②放适量清水在煲内，先把绿豆淘洗净后，直接放入煲内煮约15分钟。

③向煲内放入瘦肉丝、马齿苋、蒜，煮1～2小时，至瘦肉软熟，放入猪油、盐、味精调味即成。

【功效】止痢消毒、解毒凉血。

便秘

Bian mi

便秘是指大便干燥，排便困难。正常之大便，一日1次，或两日1次，并无其他痛苦。反之则三五日1次，或更多日数才排便1次，大便干燥，排便困难异常，则为便秘。便秘往往与腹肌、提肛肌和肠道平滑肌软弱无力，造成排便动力不足，结肠痉挛，食物残渣太少不足以刺激肠蠕动，以及经常对便意的忽视或未养成定时排便的习惯有关，日久影响排便反射，造成最常见的"习惯性便秘"。中医认为肠胃燥热、津液气血耗损等均可导致大肠传导失常而引起便秘。

主治药材

◇ 大黄

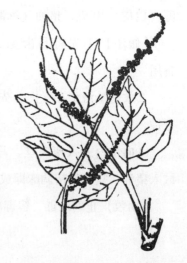

【形态特征】多生于阴湿处。草质小灌木，高达1米。双数羽状复叶，小叶5~8对；具短柄；托叶卵状披针形；小叶片卵状披针形至线状披针形，无毛或几无毛。总状花序，腋生；萼片5；花瓣5，黄色。荚果扁平长方形，果皮栗棕色。种子4~7枚。

【良品辨识】外表黄棕色、锦纹及星点明显、体重、质坚实、有油性、气清香、味苦而不涩，嚼之发黏者为良品。

【性味归经】味苦，性寒。归脾、胃、大肠、肝、心经。

【功效主治】泻下攻积、解毒除湿、活血化瘀，用于实积便秘，肠梗阻、肝炎、菌痢、湿疹等症。

◇ 火麻仁

【形态特征】一年生草本。茎粗壮，直立，表面有纵沟，密生短柔毛。叶互生，掌状全裂，茎下部叶对生；小叶披针形至线状披针形，边缘有粗锯齿。圆锥花序，顶生或腋生，单性，雌雄异株；雌花绿色，丛生叶腋。瘦果卵圆状，有细网状，外围包有黄褐色苞片。花期、果期因产地而不同，花期多在 5~6 月，果期多在 7~8 月。

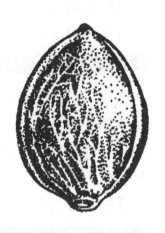

【良品辨识】色黄、粒大均匀、种仁饱满者为良品。

【性味归经】味甘，性平。归脾、胃、大肠经。

【功效主治】润燥、滑肠、通便，用于习惯性便秘。

对症处方

大黄枳实汤

【配　方】大黄 10 克，芒硝 9 克，枳实 9 克，厚朴 10 克。

【制用法】水煎服。

【主　治】实热便秘、蛔虫性肠梗阻。

大黄附子汤

【配　方】大黄 9 克，细辛 3 克，附子 9 克。

【制用法】水煎服。

【主　治】实积、便秘。

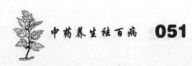

麻仁丸

【配　方】火麻仁、熟大黄各300克，厚朴、枳实、芍药、炒杏仁各150克。

【制用法】以上药材共研为末，炼蜜为丸。每日6克，一日2次。

【主　治】肠胃燥热，便秘胀痛。

大黄膏

【配　方】大黄适量。

【制用法】取上药，烘干，研成粉末备用。每次取大黄粉10克，用适量的酒调成糊状，涂于脐部，用纱布覆盖固定，再用热水袋热敷10分钟，每天1次。

【主　治】小儿便秘。

麻仁汤

【配　方】火麻仁20克，双叶、贝母、香豆豉、栀子、梨皮各6克，杏仁9克，沙参12克。

【制用法】每日1剂，水煎，分3次服，6日为1个疗程，连用3个疗程。

【主　治】慢性支气管炎所致的便秘。

大黄姜豆丸

【配　方】大黄、干姜、巴豆霜各等份。

【制用法】共研成粉末，炼蜜为丸，每次0.6~0.9克，用米汤或温开水送服。

【主　治】寒积便秘。

食疗药膳

大黄粥

【原料】大黄3克，粳米150克，冰糖20克。

【做法】①大黄研成细粉，粳米淘洗干净，冰糖打碎成屑。

②将大黄粉、粳米同放锅内，加水500毫升，置武火上烧沸，再用文火煮35分钟，加入冰糖即成。

【功效】泻下攻积，清热泻火，解毒。

大黄大枣茶

【原料】生大黄3克，大枣20枚。

【做法】①先将生大黄洗干净，晒干或烘干，切成薄片，备用。

②将大枣淘洗干净，放入沙锅加水足量浸泡片刻。

③将用水浸泡的大枣水，用大火煮沸后，改用小火煨煮40分钟，连同煮沸的大枣煎汁冲泡大黄薄片，或直接将大黄薄片投入大枣煎液中。

④将沙锅离火，静置片刻即成。早晚2次分服，饮汤汁，嚼食大黄薄片及大枣。

【功效】清热化湿，缓急止痛。

火麻仁牛奶粥

【原料】火麻仁10克，牛奶100克，粳米100克。

【做法】①将火麻仁研成粉，去壳；粳米淘洗干净。

②将火麻仁、粳米同放锅内，加水500毫升，置武火上烧沸，用文火煮30分钟，加入牛奶，煮熟即成。

【功效】润肠通便、生津润肠。

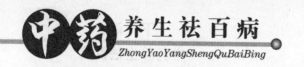

麻仁苏子粥

【原料】火麻仁15克，紫苏子10克，粳米适量。

【做法】①将火麻仁和紫苏子加水研磨，取汁备用。

②将粳米放入锅中煮成粥，加入上述汁液继续煮成粥即可食用。

【功效】润肠通便。

腹泻

Fu xie

腹泻不同于传染病中的痢疾或霍乱症，与便秘相反，腹泻时时有稀屎排泄，有时会大便失禁，其发生的原因，有的是因胃消化力衰弱或食物未曾嚼烂而导致，此种未经完全消化的食物，进入大肠后，受大肠的细菌作用，便发生腐败，肠黏膜受到腐败物刺激，导致肠的分泌亢进，于是肠里的细菌繁殖又快又多，不仅会腹泻，有时还会发高烧。

主治药材

◆ 山药

【形态特征】多年生草质缠绕藤本。块根肉质，略呈圆柱形，垂直生长，长40～90厘米，直径2～9厘米，外皮土黄色，生有多数须根，断面白色带黏性。茎细长，光滑无毛，有细纵棱，常带紫色。叶在茎下部互生，至中部以上对生，很少

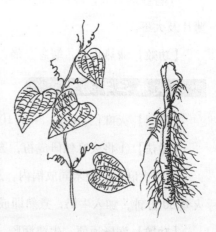

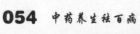

有 3 叶轮生的；叶片三角状卵形或三角形，7～9 月开花，花极小，黄绿色，排成穗状花序生于叶腋；9～11 月结果，果实三棱，有翅顶端及基部近圆形，表面有白色粉状物。

【良品辨识】条干均匀，质地坚实、粉性足、色洁白者为良品。

【性味归经】味甘、性平、归脾、肺、肾经。

【功效主治】补脾养胃、生津益肺，补肾涩精，用于消化不良、慢性肠炎、糖尿病、肾炎等症。

◇ 干姜

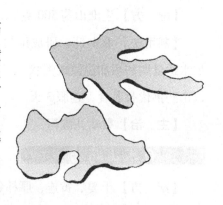

【形态特征】多年生草本，高 40～100 厘米。根茎肉质，扁圆横走，分枝，有芳香、辛辣气味。叶互生，2 列，无柄，有长鞘，抱茎，叶片线状披针形。花茎自根茎抽出，穗状花序椭圆形，花冠绿黄色，蒴果 3 瓣裂，种子黑色。秋冬季采挖，除去茎叶及须根，用湿沙堆放以保鲜。刮取的皮叫生姜皮。洗净后打烂绞取的汁叫生姜汁。将生姜晒干或烘干，即为干姜。

【良品辨识】质地坚实，断面色黄白、粉性足、气味浓者为良品。

【性味归经】味辛，性热。归脾、胃、心、肺经。

【功效主治】温中散寒、回阳通脉，用于腹泻便溏，肢冷畏寒、痛经等症。

对症处方

山药汤

【配　方】山药、党参各 15 克，白术、扁豆、陈皮、焦三仙各 10 克。

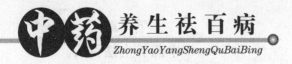

【制用法】水煎服。

【主　治】脾虚泄泻。

干姜止泻汤

【配　方】干姜、三匹叶根、胡椒各适量。

【制用法】水煎服。

【主　治】脾脾泄泻。

淮山羹

【配　方】生淮山药 500 克。

【制用法】取上药，研成细粉，过细筛，备用。每次用 5～10 克，加水适量调和后加温熬成粥状。于喂奶前或饭前口服，每天 3 次。亦可以山药粥代替乳食，连服 3 天。

【主　治】婴幼儿腹泻。

白术山药汤

【配　方】干姜、黄连、厚朴各 6 克，焦白术、山药各 30 克，炙甘草、炒白芍、焦山楂、焦槟榔、石榴皮各 10 克。

【制用法】水煎服。

【主　治】久痢。

参术汤

【配　方】人参 12 克，白术 15 克，干姜 10 克，甘草、附子各 9 克。

【制用法】水煎，取汁 200 毫升，每日 1 剂，分 2 次服。

【主　治】慢性腹泻

 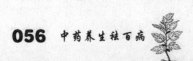

食疗药膳

山药炒羊肚

【原料】山药、玉兰片各 30 克，羊肚 250 克，黑木耳 20 克，料酒、酱油、葱各 10 克，味精 3 克，盐、姜各 5 克，植物油 50 克。

【做法】①将山药用温水浸泡一夜，切成 3 厘米长的薄片；玉兰片洗净，切成薄片；黑木耳泡发后，去蒂及杂质，撕成片；姜切片，葱切段。

②羊肚洗净，切成 4 厘米长、3 厘米宽的块。

③将炒锅置武火上烧热，加入植物油烧至六成热时，下入羊肚块，爆变色，下入姜、葱、料酒、黑木耳、山药片、盐、味精，炒熟即成。

【功效】健脾胃、固肾精、适用于脾虚泄泻。

山药茯苓包子

【原料】山药粉、茯苓粉各 50 克，面粉 200 克，发酵粉 15 克，白糖 20 克，猪油 2 小匙，枣泥 400 克。

【做法】①山药粉、茯苓粉放在大碗中，加适量的水浸泡成糊，蒸半小时后，调入面粉，加上发酵粉发面。

②将白糖、猪油、枣泥调成馅，并包入发酵的面团里，包成包子状，蒸熟即可。

【功效】健脾补气，适用于脾虚泄泻。

干姜苹果羊肉汤

【原料】干姜 6 克，炙甘草 3 克，白术 6 克，红苹果 1 个，羊瘦肉片 150 克，盐半匙。

【做法】①红苹果洗净，去皮、去核，切小块；药材洗净放入药袋中。

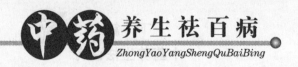

②将药袋放入陶锅中，加水，以小火煮30分钟。

③放入苹果及羊瘦肉片，继续煮5分钟。

④加少许盐调味即可食用。

【功效】温补脾胃、固涩止泻。

干姜番石榴汁

【原料】干姜粉3克，番石榴1个，砂糖适量。

【做法】①将番石榴带籽切成小块后，与干姜粉一同放入榨汁机中。

②加入水和适量的糖，搅打均匀即可。

【功效】温脾固泻。

消化不良

Xiao hua bu liang

消化不良是一种由胃动力障碍所引起的疾病，主要表现为上腹部不适或疼痛、烧心、饱胀、嗳气等。

引起消化不良的原因很多，如胃部疾病中的胃和十二指肠部位的慢性炎症，使食管、胃、十二指肠的正常蠕动功能失调导致而成；器质性消化不良，如肝病、糖尿病、胆道疾病、胰腺疾病等均可引起消化不良；长期闷闷不乐或突然受到猛烈的刺激也可引起消化不良。另外，胃轻瘫则是由糖尿病、原发性神经性厌食和胃切除术所致。

由此可见，消化不良者应保持稳定的情绪、最佳的睡眠，并减少烟酒刺激等。对于大多数因饮食不节、暴食暴饮，以致损伤脾

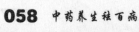

胃，导致消化、吸收功能失常者；建议多食鲫鱼、栗子、鲢鱼、大麦等食物，因为这些食物对因肠胃功能失常而引起的消化不良有一定的改善作用。

主治药材

❖ 山楂

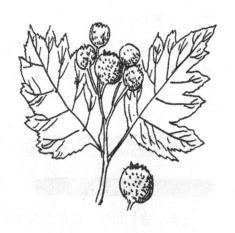

【形态特征】落叶乔木或灌木，高达 8 米。树皮暗棕色，多分枝，枝条无刺或有稀刺。叶片阔卵形、三角形至菱状卵形，先端尖，基部楔形，边缘有羽状裂片，上面绿色，有光泽，下面色较浅，两面脉上均被短柔毛。5 月开花，萼片 5 个，绿色，花冠白色或淡红色。8~10 月结果，梨果球形或圆卵形，直径约 2.5 厘米，深红色。

【良品辨识】北山楂片大，皮红，肉厚者为良品，南山楂以个匀、色棕红、肉厚者为良品。

【性味归经】味酸、甘，性微温。归脾、胃、肝经。

【功效主治】消食健胃，行气散瘀，用于消化不良、高血脂、高血压等症。

❖ 莱菔子

【形态特征】1 年生或 2 年生草本，高 20~80 厘米。直根粗壮，肉质，长圆形或圆锥形，长短和大小变化较大，外皮白色，断面白色。基生叶和下部叶大头羽状分裂，边缘有钝齿，两面均疏生粗毛。3~6 月开花，花白色，排成总状花序生于枝顶；5~8 月结果，果实圆柱形，长约3厘米，顶端有渐尖的喙。种子卵圆形或椭圆形，稍扁，表面黄棕色、红棕色或灰棕色。

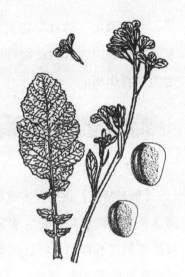

【良品辨识】颗粒饱满、无杂质、油性大、色红者为良品。

【性味归经】味辛、甘，性平。归脾、胃、肺经。

【功效主治】消食除胀、降气化痰，用于消化不良、慢性支气管炎、肠梗阻等。

对症处方

大山楂丸

【配　方】山楂、麦芽、六神曲各等份。药店均有售。

【制用法】炼蜜为丸。

【主　治】食欲不振，消化不良。

莱菔子大黄散

【配　方】莱菔子30克，大黄10克，砂仁10克。

【制用法】共研粉，每日3~5克。日服2次。

【主　治】腹胀、消化不良。

山陈汤

【配　方】山楂30克，陈皮6克。

【制用法】水煎分2~3次服。

【主　治】食滞不化，肉积，乳食不消。

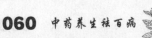

山楂茯麦丸

【配　方】炒山楂 90 克，制半夏、茯苓、炒麦芽各 30 克，陈皮、连翘、莱菔子各 15 克，神曲 9 克。

【制用法】共研为细末，用神曲米糊制丸如梧子大，每次 9 克，每日 2～3 次，用温开水送服。

【主　治】伤食积滞。

小儿消积汤

【配　方】莱菔子、炒山楂、炒谷芽、炒麦芽、炒神曲各 10 克。

【制用法】水煎服。每日 1 剂。

【主　治】食积气滞。

食疗药膳

山楂糕

【原料】山楂 1200 克，白砂糖 1200 克，白矾 35 克。

【做法】①将山楂剥开去核，洗净。

②向锅内倒入水，放入山楂，烧沸，待山楂煮烂后，过滤去渣子，将山楂泥再放入锅内，加入白砂糖烧开，使糖溶化。

③将白矾放入碗内，加入少量沸水，溶化后倒入山楂浆并搅匀，搅匀后立刻倒入干净的瓷盘内摊平，冷却，即成山楂糕。

【功效】消积导滞。

山楂炒羊肠

【原料】山楂 20 克，羊肠 250 克，芹菜 50 克，酱油 10 克，料酒 10 克，味精 3 克，盐 5 克，姜 5 克，葱 10 克，植物油 50 克。

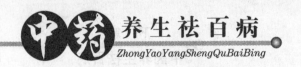
【做法】①将山楂洗净，去杂质，若是山楂果，拍烂用；芹菜去叶，留梗，洗净，切成3厘米长的段；姜切丝，葱切段。

②将羊肠洗净，切3厘米长的段，放入锅内，加入山楂，煮熟，捞起，放入碗内。

③将炒锅置武火上，加入植物油，烧至六成热时，下入姜、葱爆香，下入羊肠段、料酒、山楂、酱油、盐、味精、芹菜，炒熟即成。

【功效】消食化积，行气散瘀。

莱菔子姜粥

【原料】莱菔子30克，生姜10克，粳米100克，盐3克。

【做法】①将生姜洗净切片，莱菔子炒香，共放锅内，加水适量，用火煮25分钟，停火，取药液。

②粳米淘洗干净，放入锅内，加入药液和清水，置武火上烧沸，再用文火煮30分钟，加入盐，搅匀即成。

【功效】暖脾胃、助消化。

恶心呕吐

E xin ou tu

呕吐是指胃内容物和部分小肠内容物通过食管返流出口腔的一种反射性动作。多由胃寒、胃热、伤食、痰油、肝气犯胃等导致。胃寒多见呕吐清稀、口中多涎、喜热恶冷、舌苔白润等，治宜温胃降逆。胃热多见食入即吐、吐物酸苦、口臭、喜冷恶热、舌苔黄腻等，治宜和胃清热。伤食引起的多见胃脘胀满不舒、嗳气腐臭、呕吐宿食、舌苔厚腻等，治宜消导和胃。痰油引起的多有眩晕、胸闷、心悸、呕吐痰涎或精涩、舌苔清腻等。肝气犯胃，多见胁痛脘胀、呕吐酸苦等，治宜泄肝和胃。本症可见于胃炎、幽门梗阻、颅内压增高等多种疾患。

主治药材

◇ 半夏

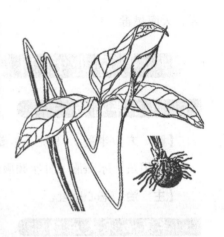

【形态特征】多年生草本，高15～20厘米。根部块茎球形或扁球形，叶出自块茎顶端；叶柄下部内侧生1白色珠芽。5～7月开花，肉穗花序顶生，花序顶端的附属体延长伸出绿色或带淡紫色佛焰苞外，呈鼠尾状，雄花生于肉穗花序上部，雌花生于下部，二者之间有一段不育部分。8～9月结果，果实卵状椭圆形，熟时红色。

【良品辨识】个大、皮净色白、质坚实、粉性足者为良品。

【性味归经】味辛，性温，有毒。归脾、胃、肺经。

【功效主治】燥湿化痰、降逆止呕，消痞散结，用于急慢性支气管炎，百日咳，各种呕吐，冠心病等症。

◇ 生姜

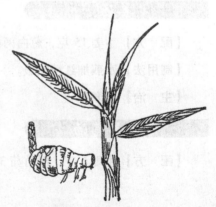

【形态特征】多年生草本，高50～100厘米。根茎肉质，扁圆横走，分枝有芳香辛辣气味。叶互生，2列，无柄，有长鞘，抱茎，叶片线状披针形。花茎自根茎抽出，穗状花序，椭圆形，花冠绿

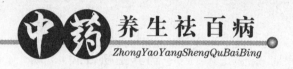
黄色，蒴果3瓣裂，种子黑色。

【良品辨识】质脆、易折断、断面浅黄、环纹明显，气香特异，味辛辣者为良品。

【性味归经】味辛，性微温。归脾、胃、肺经。

【功效主治】发汗解表、温中止呕、解毒，用于风寒表症，可解半夏、天南星毒。

对症处方

小半夏汤

【配　方】半夏6~9克，生姜3~5片。

【制用法】水煎服，分次频服。

【主　治】恶心呕吐。

半夏白术天麻汤

【配　方】半夏4.5克，天麻、茯苓、橘红各3克，白术9克，甘草1.5克，生姜1片，大枣2枚。

【制用法】水煎服。

【主　治】恶心、呕吐。

姜汤

【配　方】生姜15克，葱白两根，紫苏10克，红糖适量。

【制用法】水煎加红糖热服。

【主　治】胃寒呕吐。

竹茹姜莲汤

【配　方】生姜6克，鲜竹茹30克，莲子芯3克。

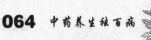

【制用法】水煎服。

【主 治】胃热呕吐。

夏苏参姜汤

【配 方】制半夏10克，紫苏梗10克，党参10克，生姜5克。

【制用法】水煎服。

【主 治】妊娠呕吐，胃寒呕吐。

陈夏饮

【配 方】生姜5片，半夏6克，陈皮8克。

【制用法】水煎，少量频服。

【主 治】反酸，呕吐清水。

食疗药膳

半夏生姜甘蔗汁

【原料】姜半夏6克，生姜3片，甘蔗汁1杯。

【做法】①将生姜与姜半夏放入锅中，加3碗水煮成1杯药汁。

②将甘蔗汁与药汁混合均匀，稍微加温后即可饮用。

【功效】温经散寒，暖宫止痛。

七物鸡汤

【原料】党参15克，制半夏10克，生姜10克，黄连5克，干姜10克，甘草5克，大枣10克，鸡肉500克，料酒10克，葱15克，胡椒粉3克，盐6克，鸡精6克。

【做法】①把前7味药物洗净，放入盆内；鸡肉洗净，切成4厘米的块；葱切段。

②将7味药物用纱布袋装好，扎紧口与鸡肉同放炖锅内，加水适

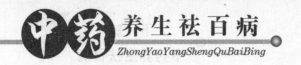
量，放入料酒、葱、胡椒粉，置武火上烧沸，改用文火炖40分钟，再加入盐搅匀即成。

【功效】健脾胃、益气血。

姜橘椒鱼汤

【原料】鲫鱼1条（约250克），生姜30克，橘皮10克，胡椒3克，盐少许。

【做法】①鲫鱼刮鳞去内脏，洗净。

②生姜、橘皮分别洗净，切碎，与胡椒一同装入纱布袋内，填进鱼腹。

③上述食材放入锅内，加适量水以文火煨熟，以盐调味即可。

【功效】发汗解表，温中止呕。

贫血

Pin xue

贫血是指血液中红血球的数量或红血球中血红蛋白的含量不足而引起的一种疾病。它是一种综合征，可出现于多种疾病中。

其症状主要表现为皮肤和黏膜等变苍白，脉跳频繁，心悸，一运动就出现呼吸困难和心绞痛等症状；注意力不集中，神经过敏，头痛眼花、耳鸣等；能听到心脏的杂音感到非常乏力和虚弱食欲不振，拉肚子想吐，发烧、浮肿、呼吸困难、心律不齐、昏睡等。

贫血不是一种独立的疾病，它往往发生于缺铁、久病体虚、蛔虫病、结核等。中医认为，血的生成和调节与心、肾、脾、肝等脏腑密切相关。因此，当心、肝、脾、肾功能衰弱时，便会出现贫血。

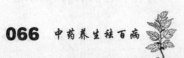

主治药材

◇ 阿胶

【形态特征】马科动物驴的皮经加工熬制，使胶原水解后，再浓缩而成的固体胶块。成品呈整齐的长方形块状，长约8.5厘米，宽约3.7厘米，厚约0.7厘米，表面棕黑色或乌黑色，平滑，有光泽。

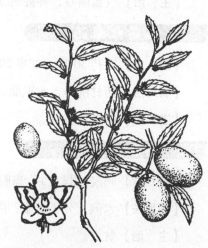

【良品辨识】色乌黑、光亮透明、轻拍则断裂，有腥臭气味者为良品。

【性味归经】味甘，性温。归肺、肝、肾经。

【功效主治】补血、止血、滋阴润燥，用于血虚，心肾阴虚等症。

◇ 大枣

【形态特征】落叶灌木或小乔木。高达8米。枝平滑无毛，具成对针刺，直伸或钩曲，幼枝纤弱而簇生，叶卵圆形至卵状披针形，少有卵形，先端短尖而钝。基部歪斜，边缘具细锯齿，侧脉明显。花小形，黄绿色；萼5裂，上部呈花瓣状，下部连成筒状，绿色；核果卵形至长圆形，长1.5～5厘米，熟时深红色。果肉味甜，核两端锐尖。秋季采果实，烘软后晒干。

【良品辨识】肉厚皮薄、味甜者为良品。

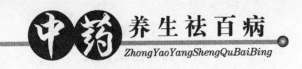

【性味归经】味甘，性温。归脾、胃经。

【功效主治】补中益气、养血安神，用于贫血、营养不良、神经衰弱等症。

对症处方

阿胶蜂蜜饮

【配　方】阿胶10克，蜂蜜20克。

【制用法】开水溶化，代茶饮。

【主　治】血虚、眩晕。

气血双补汤

【配　方】黄芪、黄精各30克，枸杞子、大枣各15克。

【制用法】水煎服。

【主　治】气血两亏，神疲唇淡。

山药红枣汤

【配　方】山药30克，红枣20克，紫荆皮9克。

【制用法】药材洗净，水煎服，日服1剂，分3次服用。

【主　治】缺铁性贫血。

阿胶归地汤

【配　方】阿胶（烊化）、当归各15克，熟地黄25克。

【制用法】水煎，分3次服，隔日1剂。

【主　治】贫血。

桑杞枣膏

【配　方】桑椹、枸杞子、大枣各100克。

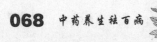

【制用法】水适量，熬膏服。

【主　治】益气血，强筋骨，益寿延年。

食疗药膳

大枣山药粥

【原料】大枣 10 枚，山药 10 克，粳米 100 克，冰糖少许。

【做法】①将粳米、山药、大枣洗净，山药切片。

②粳米、山药、大枣放入锅内，用武火烧沸后，转用文火炖至米烂成粥。

③将冰糖放入锅内，加少许水，熬成冰糖汁，再倒入粥锅内，搅拌均匀即成。

【功效】补气血，健脾胃。

阿胶羊腰粥

【原料】阿胶 10 克，羊腰 1 具，粳米 100 克，料酒 6 克，白糖 15 克。

【做法】①将阿胶上笼蒸化；羊腰洗净，切成腰花；粳米淘洗干净。

②将粳米、阿胶、羊腰花、料酒同放炖锅内，加水 1200 毫升，置武火上烧沸，再用文火炖煮 35 分钟，加入白糖即成。

【功效】滋胃、补血。

枸杞鸡蛋

【原料】枸杞子 15 克，红枣 10 颗，党参 15 克，鸡蛋 2 个。

【做法】①将前三味一同放入沙锅内，煮 30 分钟。

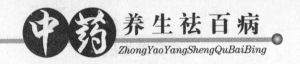
②打入鸡蛋再煮片刻，至蛋熟即可。

【功效】益气摄血。

阿胶炖肉

【原料】猪瘦肉200克，阿胶30克，盐适量。

【做法】①新鲜瘦猪肉洗净，切片，放入炖盅内。

②加水适量，隔水炖熟后，加入溶化的阿胶，再加少许盐调味即可。

【功效】补血滋阴。

失眠

Shi mian

失眠是指经常性的不能获得正常睡眠，入睡困难或睡觉不实，时时易醒，醒后不易再次入睡，甚至彻夜不眠的病症。失眠是临床上常见的一种症状，常见于神经官能症、更年期综合征等。其发生原因主要是由于长期精神紧张、过度思虑等导致大脑的兴奋与抑制功能失调。当大脑皮质兴奋性增高，而抑制功能不足时，表现为头晕、头痛，情绪不稳定，易激动，多汗，入睡浅且多梦，对声和光的刺激特别敏感。

中医学将失眠称为"不寐""不得眠、不得卧"。失眠的病因有很多，如思虑过度，劳伤心脾，心血暗耗，神不守舍；情志所伤，气郁化火，扰动心神；素体虚弱，肾阴耗伤，水不济火，心阳独亢，心虚胆怯等。失眠的病机是阴血不足，心神不安。

▌主治药材▌

✧ 酸枣仁

【形态特征】生于山坡阳处，常自成灌木丛。落叶灌木或小乔木。枝直立，枝上具刺。叶互生，椭圆形或卵状披针形，托叶常为针刺状。花2~3朵，簇生于叶腋；花小，黄绿色；萼片、花瓣及雄蕊均为5。核果近球状或广卵状，熟时暗红褐色，果肉薄，味酸；果核两端常为钝头。花期4~5月，果期9~10月。

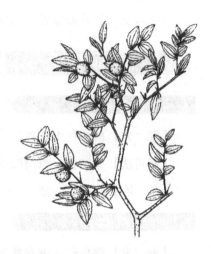

【良品辨识】粒大、饱满、有光泽、外皮红棕色、无核壳者为良品。

【性味归经】味甘、酸，性平。归心、肝、胆经。

【功效主治】养心益肝、安神敛汗，用于失眠自汗，惊悸怔忡，神经衰弱等症。

✧ 柏子仁

【形态特征】长卵形或长椭圆形，长0.3~0.7厘米，直径0.1~0.3厘米。新品黄白色或淡黄色，陈品呈黄棕色，并有油点渗出。种仁外面常包有薄膜质种皮，顶端略尖，圆三棱形，基部钝圆。质软油润，断面黄白色，

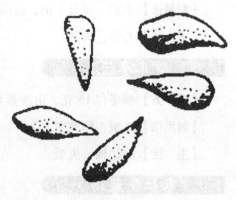

胚乳较多，子叶2枚，均含丰富的油质。气微香，味淡而有油腻感。

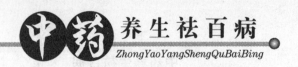
【良品辨识】粒大、饱满、色黄白、油性大而不泛油，无皮壳杂质者为良品。

【性味归经】味甘，性平。归心、肾、大肠经。

【功效主治】养心安神、润肠便，用于虚烦失眠，肠燥便秘等症。

对症处方

枣仁散

【配　方】酸枣仁100克。

【制用法】研细粉，睡前取10克冲服。

【主　治】失眠，心悸。

双仁汤

【配　方】酸枣仁、夜交藤各15克，柏子仁、茯神各12克。

【制用法】水煎服。

【主　治】失眠、神经衰弱，心悸。

枣仁小麦汤

【配　方】甘草6克，浮小麦、酸枣仁各12克，大枣10个。

【制用法】水煎，每日1剂，连服5日。

【主　治】心悸，失眠。

酸枣参汤

【配　方】酸枣仁15克，南沙参6克，五味子3克。

【制用法】水煎，睡前服。

【主　治】肺结核，失眠。

枣仁茯藤汤

【配　方】炒酸枣仁15克，蝉蜕6克，茯神、钩藤各10克，竹叶

 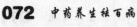

6 克，生甘草 3 克。随证加减。

【制用法】每日 1 剂，水煎，早、晚分 2 次服。

【主　治】失眠。

安眠汤

【配　方】柏子仁、党参、远志、龙眼肉、茯苓、大枣、当归、五倍子各适量。

【制用法】水煎服。每日 1 剂。

【主　治】失眠。

食疗药膳

酸枣仁粥

【原料】酸枣仁 60 克，粳米 400 克。

【做法】①将酸枣仁炒熟，放入锅内，加水适量煎熬，取其药液。

②将粳米淘洗干净，放入锅内，再把药液倒入煎煮，米熟即成。每次食粥一小碗，每日 3 次。

【功效】养阴，补心、安神。

芪枣大虾

【原料】对虾 500 克，黄芪 30 克，酸枣仁 30 克，盐 2 克，料酒 5 克，大葱（切段）5 克，姜（切片）5 克。

【做法】①将黄芪、酸枣仁熬成药液。

②对虾去须、爪，放入盛器内。

③加入芪、枣药液、盐、料酒、葱段、姜片，蒸熟即可。

【功效】宁心安神、益肾健脾。

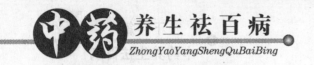
柏仁煮花生米

【原料】柏子仁30克，花生米500克，盐、葱段、姜片、花椒、桂皮各适量。

【做法】①花生米去杂洗净，放入锅内。

②柏子仁拣净，用净布包好，放入锅内。

③坐锅，放柏子仁，加葱段、姜片、花椒、桂皮，再加入适量清水，旺火烧沸后，改为小火焖烧至熟，加入盐再烧片刻即可。

【功效】镇静安神、助眠。

健忘
Jian wang

所谓健忘症是指记忆力差、遇事易忘，但思维意识仍属正常的症状，医学用语称之为暂时性记忆障碍。

健忘症的发病原因是多样的，与年龄有关，如四十岁以上的中老年更容易患健忘症；而持续的压力和紧张也易诱发健忘症，这是因为压力与紧张使脑细胞产生疲劳的结果；饮酒、吸烟、维生素缺乏等也可以引起暂时性记忆力恶化。另外，据研究表明，心理因素会导致大脑的活动力低下而诱发健忘症。

中医认为，大多数健忘症是因心脾亏损，年老精气不足，或瘀痰所致，它也常见于头部内伤、中毒、神劳、脑萎等疾病之中。

主治药材

◇ 远志

【形态特征】多年生草本，高15～40厘米。根圆柱形，肥厚，长约

  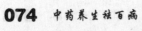

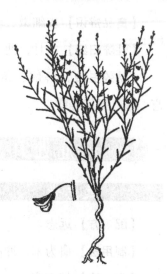

15 厘米，外皮浅黄棕色或淡棕色，有较密的横纹及小疙瘩。茎多数，<u>丛生</u>，<u>直立</u>或斜生。叶互生，单叶，近无柄；叶片线形或线状披针形，花期 6～9 月，花小，淡蓝色或蓝紫色，排成总状花序，生于枝顶，花疏生，常偏生于一侧；萼片 5 片，内面 2 片花瓣状；花瓣 3 片。其中 1 片较大；雄蕊 8 枚。果期 6～9 月，果实扁平，近圆形，顶端凹缺，无毛，边缘有窄翅。

【良品辨识】皮厚、条粗者为良品。

【性味归经】味苦、辛，性微温。归心、肾、肺经。

【功效主治】安神益智，祛痰消肿，用于神经衰弱、失眠健忘、慢性支气管炎等症。

❖ 合欢皮

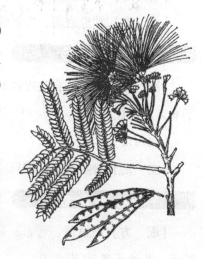

【形态特征】落叶乔木，高达 10 多米。树干灰黑色。2 回双数羽状复叶，互生；羽片 6～15 对；小叶 10～30 对，无柄；小叶片镰状长方形，不对称，全缘，有缘毛，下面中间闭合；托叶线状披针形。6～8 月开花，头状花序生于枝端，总花梗被柔毛；花淡红色；花萼筒状，先端 5 齿裂，外被柔毛；花冠漏斗状，外被柔毛，先端 5 裂，裂片三角状卵形。8～10 月结果，荚果扁平，黄褐色，通常不开裂。种子椭圆形而扁，褐色。

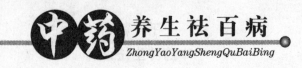

【良品辨识】皮细嫩、珍珠疙瘩（皮孔）明显者为良品。

【性味归经】味甘，性平。归心、肝、肺经。

【功效主治】解郁、和血、宁心、消肿，用于神经衰弱、失眠健忘、跌打损伤等症。

对症处方

远志散

【配　方】远志。

【制用法】研为末，冲服。

【主　治】健忘症。

丹参远志饮

【配　方】丹参30克，远志15克。

【制用法】水煎服。

【主　治】神经衰弱，失眠健忘。

补心安神汤

【配　方】丹参、合欢皮各12克，生地15克，夜交藤30克，五味子6克，炙甘草5克。

【制用法】水煎服。

【主　治】神经衰弱，健忘，失眠。

远志地黄丸

【配　方】石菖蒲、远志、五味子、地骨皮各15克，川芎9克，熟地黄、菟丝子各30克。

【制用法】研为粉末，用米糊和为丸，如绿豆大，每次6克，每日3次。

【主　治】健忘。

地归参汤

【配　方】党参10克，熟地黄15克，当归10克，远志3克。

【制用法】水煎服。每日1剂。

【主　治】血虚心悸，健忘失眠。

食疗药膳

远志还丹酒

【原料】远志、石菖蒲、补骨脂、熟地、地骨皮、牛膝各30克，白酒500毫升。

【做法】将前6味共研细末，置容器中，加入白酒，密封，浸泡5日后即可饮用。每次空腹服10毫升，每日早、午各服1次。

【功效】理气活血，聪耳明目，安神益智，轻身延年。

合欢酒

【原料】合欢皮50克，米酒250克。

【做法】将合欢皮瓣碎，浸于米酒中，密封置阴凉处，每日摇晃2次，两周后开封去渣即可。

【功效】安神健脑，止痛消肿。

合欢茶

【原料】合欢花6克，冰糖适量。

【做法】①合欢花用清水快速冲净，入杯中。

②锅内加2碗水熬沸，迅速冲入合欢花中，加冰糖，盖杯盖约2分钟即可饮用。

【功效】清心安神，益智养胃。

头痛

头痛是指局限于头颅上半部的疼痛，它是临床上最为常见的症状之一。

头痛还可伴有流泪、鼻塞、眼睑水肿、流涕、眼结膜充血等。其治疗方法因头痛类型而有所不同，常见的头痛类型有偏头痛、紧张性头痛、脑肿瘤头痛、缺氧性头痛。

偏头痛发作时，会在单侧颞部或眼眶后出现搏动性头痛，并伴有恶心、呕吐、疲劳感等；紧张性头痛大多与精神状态、作息时间、光线有关；而脑肿瘤头痛则是由颅骨内压增高并逐渐加重导致的。

头痛的原因多而杂。一是心理及精神因素所致，如压力过大、精神紧张等；二是器质性疾病引起的，如颅内各种炎症、脑肿瘤、脑血管疾病、高血压等。

对于一些尚未明确病因的头痛，一定要先控制病情，以缓解疼痛。如果是紧张性头痛或偏头痛，应避免光线刺眼、作息不规律、失眠等相关问题。

主治药材

◇ 川芎

【形态特征】多年生草本，高30～70厘米。根茎发达，形成不规则的结节状拳形团块，黄棕色，有浓烈香气。茎直立，圆柱形，中空，表面有纵沟纹，下部茎节膨大成盘状。叶互生，茎下部叶3～4回3出式羽状全裂，羽片4～5对，末回裂片线状披针形或长卵形，先端尖，两面无毛或仅叶脉有短柔毛；叶柄长 3 ~ 10 厘米，基部扩大成鞘。7 ~ 8 月开花，花白色，排成复伞形花序生于枝顶或枝侧。9 ~ 10 月结果，幼果椭圆形，扁平。

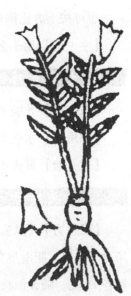

【良品辨识】质坚实，断面褐黄色，形成层有明显环状，有特异清香者为良品。

【性味归经】味辛，性温。归肝、胆、心包经。

【功效主治】活血行气、祛风止痛，用于冠心病、心绞痛、月经不调、风湿性关节炎，三叉神痛、外感、头痛等症。

◇ 龙胆

【形态特征】多年生草本，高30 ~ 60厘米。根茎短，簇生多数细长的根，淡棕黄色。茎直立，粗壮，通常不分枝，粗糙，节间常较叶为短。叶对生，无柄，基部叶甚小，鳞片状；中部及上部叶卵形、卵状披针形或狭披针形。花无梗，数朵成束簇生于茎顶及上部叶腋。蒴果长圆形，有短柄，成熟时 2 瓣裂。种子细小，线形而扁，褐色，四周有翅。花期 9 ~ 10 月。果期10 月。

【良品辨识】条粗长、色黄、残茎少者为良品。

【性味归经】味苦、性寒、归肝、胆经。

【功效主治】清热燥湿、泻肝胆火，用于头痛、目赤、咽痛、黄疸等症。

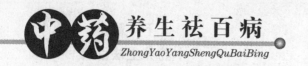

对症处方

川芎茶调散

【配　方】川芎3克，细辛1.5克，白芷、羌活、防风、薄荷各6克，荆芥3克，甘草3克。

【制用法】上述药材共研为末，每服3克。

【主　治】风寒外感，偏正头痛。

头痛饮

【配　方】川芎10克，当归10克，蜈蚣1条（研末）。

【制用法】前两味水煎两次，合并，分两次冲服蜈蚣粉，每日两次，12天1疗程。

也可按上方比例剉散，每用10克，每日2~3次，开水冲服。

【主　治】用于多种头痛。

龙胆青叶汤

【配　方】龙胆10克，大青叶10克。

【制用法】水煎服。

【主　治】肝火头痛。

头痛方

【配　方】当归、赤芍、僵蚕、怀牛膝、茺蔚子、菊花各10克，川芎、全蝎、胆南星各5克，龙胆草3克，珍珠母30克，生地黄、钩藤各15克。随证加减：夹痰浊甚者加制半夏、白术，或仿连珠饮合苓桂术甘汤；肝火旺者加大龙胆草剂量；外风引动所致头痛者加白芷、蒿本、蔓荆子；病程长、属阴虚者加枸杞子、龟甲、鳖甲。

【制用法】每日1剂，水煎取汁400毫升，早、晚分2次服。配

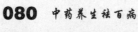

合针刺阿是穴，隔日 1 次。

【主　治】偏头痛。

竹茹夏茯汤

【配　方】半夏、广陈皮、茯苓各 20 克，竹茹 30 克，炒枳实、川芎各 15 克，黄芪 10 克，生姜 5 片，甘草 6 克。随证加减：痛在额者加白芷、葛根；痛在颞者加柴胡；痛在巅顶者加吴茱萸、藁本；痛在枕者加羌活、防风；全头痛者加枸杞子、人参；肝气郁滞者加山栀、郁金；血瘀者加丹参、地龙；经期头痛者加益母草；寒盛者加细辛。

【制用法】每日 1 剂，水煎，早、晚分 2 次服。

【主　治】头痛。

食疗药膳

川芎荜茇炖鱼头

【原料】鱼头 1 个，川芎 15 克，荜茇 3 克。

【做法】①将鱼头洗净、去鳃，川芎、荜茇洗净，与鱼头一起放入炖锅内。

②加适量水，并将炖锅加盖，以小火隔水炖 2 小时后，即可调味食用。

【功效】祛头风、止头痛。

川芎酒

【原料】川芎 30 克，白酒 500 毫升，白糖适量。

【做法】①将川芎洗净，捣成粗末，用纱布袋盛装，放入洁净容器中，加入白酒和适量白糖浸泡，将容器密封。

②5 天后再开启，去掉药袋，过滤后即可饮用。

【功效】可用于偏头痛。

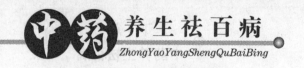

清火粥

【原料】龙胆3克，泽泻5克，柴胡5克，黄芩3克，栀子3克，木通10克，车前子15克，当归尾10克，生地20克，甘草6克，粳米150克。白糖30克。

【做法】①将以上药物炮制后，洗净，放入瓦锅内，加水500毫升，煎煮25分钟，停火，过滤，去渣留药液。

②将粳米淘洗干净，去泥沙，放入锅内，加入药液，另加清水500毫升，置武火上烧沸，再用文火煮35分钟，加入白糖即成。

【功效】清泻相火。

眩晕

Xuan yun

眩晕，也就是头晕目眩。本症发生原因多样，应就医找出真正病因。中医将眩晕分为虚性和实性。

虚性头晕，常因体弱生病或过度疲劳后发作，头晕目眩，常见于贫血患者，伴有面色苍白，唇色、甲色苍白，食欲差，心悸、失眠等症。

有时蹲坐姿势维持久了，突然站起来，导致眼前忽然黑暗，甚至眼冒金星，无法站稳而跌倒，这是所谓的"良性阵发性体位性眩晕"。发作时间往往短于1分钟，因血压普遍过低，突然的姿势改变，使血液无法上达于脑，脑部暂时性缺血而致眩晕。

虚性眩晕的病人，治疗以补气血、益肾养阴为主，生活上可适度运动，增进心肺功能，改变姿势时最好和缓渐进，才会比较安全。

实性头晕，经常和情绪波动有关，急怒、焦虑、忧郁、紧张等情绪，引发了头部轻飘、面红目赤、胸闷、呼吸困难、嘴角或手指麻木，甚至有恶心、呕吐、痰涎出现，此即所谓的"心因性头晕"，又称"过度换气综合征"。即在情绪紧张时，出现呼吸加快而过度吸入氧气，同时也过度呼出二氧化碳，二氧化碳突然过度减少，使体液呈现碱性，从而引起呼吸性碱中毒，出现眩晕、心跳加速、呼吸困难等。

突发性的天旋地转也属本类，严重时会难以站立或行走，发作时间长达数小时或数日，并伴有耳鸣、耳塞、恶心、呕吐或暂时性失聪，应前往耳鼻喉科检查。

实性眩晕的病人，治疗以降火、祛痰、化瘀为主，生活上应学习舒解压力，让自己保持心平气和的状态。

主治药材

◇ 天麻

【形态特征】多年生寄生草本，高30~100厘米，全体无叶绿素。块茎椭圆形或长圆形，淡黄色，肉质，横生，有不明显的环节。茎圆柱形，黄褐色，单一，直立，光滑无毛，节上有鞘状鳞片。叶退化为鳞片状，淡黄褐色，膜质。6~7月开花，花黄棕色，排成总状花序；花被片合生成歪斜筒状，顶端5

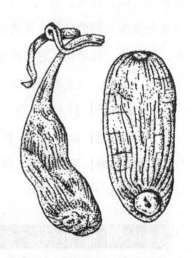

裂；唇瓣白色，3裂；发育雄蕊1枚，全蕊柱长约6毫米。7~8月结果，果实长圆形，长约1.5厘米。种子多而细小，粉末状。

【良品辨识】肥厚体大，色黄白、质地坚实沉重，断面明亮、无空心、有鹦哥嘴者为良品。

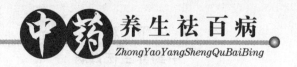

【性味归经】味甘，性平。归肝经。

【功效主治】息风止痉、平肝潜阳、通络止痛，用于高血压、三叉神经病、风湿性关节炎、眩晕等症。

◇ 珍珠母

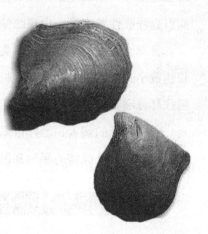

【形态特征】贝壳 2 片，壳坚厚，略呈圆形。壳的长度与高度几乎相等，通常长约 10～15 厘米，大者可达 20 厘米。壳顶向前弯，壳顶前后有两耳，后耳较大。壳表面黑褐色。左壳稍凸，右壳较平，壳顶光滑，绿色。壳内面珍珠层厚，有虹光色彩，边缘黄褐色。铰合线直，在壳顶下有 1 个或 2 个主齿，韧带细长，紫褐色。闭壳肌痕大，略呈葫芦状。外套痕简单，足舌状，具足丝。它的珍珠层可入药。全年均可采集。将贝壳用碱水煮过，漂净，洗去外层黑皮，煅后或研成粉末即为"蚌粉"。

【良品辨识】只大、整齐、内面光洁、无泥沙杂质者为良品。

【性味归经】味甘、咸，性寒。归肝、胆、肾经。

【功效主治】平肝潜阳、镇惊安神、清肝明目，用于高血压、神经衰弱、结膜炎、角膜炎等症。

对症处方

天麻丸

【配　方】天麻 15 克，川芎 60 克。

【制用法】共研为末，炼蜜为丸。如芡实大、每饭后 1 丸，茶酒服下。

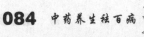

【主　治】风痰眩晕，心悸怔忡。

天麻钩藤汤

【配　方】天麻18克，钩藤30克。

【制用法】水煎服。

【主　治】眩晕症。

珍珠潜阳汤

【配　方】珍珠母、代赭石、龙齿、生地、女贞子各15克。

【制用法】水煎服。

【主　治】肝阳眩晕症。

贞珠莲膝汤

【配　方】珍珠母20克，女贞子30克，旱莲草10克，牛膝9克。

【制用法】水煎服，每日1剂，分2次服，连服3~5天。

【主　治】肝阳上亢，头晕头痛，耳鸣面热。

杞菊地黄汤

【配　方】枸杞子10克，菊花10克，熟地黄15克。

【制用法】水煎服。

【主　治】肝肾不足，头晕眼花。此方对高血压、糖尿病有一定疗效。

杞菊桑决汤

【配　方】桑叶10克，枸杞子10克，决明子10克，菊花10克。

【制用法】水煎服。

【主　治】头目眩晕。

食疗药膳

天麻蒸鸡蛋

【原料】天麻10克，鸡蛋1个，盐3克，香油、葱各5克，酱油10克。

【做法】①把鸡蛋打入蒸盆内；葱切花；天麻烘干，打成细粉。

②把葱花、天麻粉、盐、香油放入鸡蛋蒸盆内，拌匀，加适量清水。

③把蒸盆置蒸笼内武火大气蒸15分钟即成。

【功效】补肝养肾，养心安神。

清蒸天麻鲫鱼

【原料】天麻5克，鲫鱼1条（约500克），葱、姜、盐、料酒、鸡精各适量。

【做法】①将鲫鱼去鳞、内脏、洗净，加入调料、盛放于盘中。

②将天麻洗净切片，放于鱼上或两侧，加水少量，于笼中蒸熟，即可食用。

【功效】防治眩晕。

珍珠母鲫鱼汤

【原料】珍珠母粉12克，鲫鱼200克，豆腐200克，料酒10克，姜葱适量。鸡汤500毫升，酱油10克，青菜叶100克。

【做法】①把鲫鱼去鳞、腮、内脏，洗净；豆腐切4厘米长、3厘米宽的块；姜切片，葱切花；青菜叶洗净。

②把酱油、盐、料酒抹在鲫鱼身上，将鲫鱼放入炖锅内，加入鸡汤，放入姜、葱和珍珠母粉烧沸，加入豆腐，用文火煮30分钟后，下入青菜叶即成。

【功效】平肝潜阳，降压止痛。

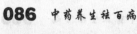

肺炎

Fei yan

肺炎是指肺泡发炎，主要因感染病毒、病原体、细菌、真菌等引起。本病分为大叶性、小叶性、间质性、病原体性、非典型性、中毒性等多种形式，由分泌凝固性的渗出物充堵在肺胞内及细胞气管内的一种严重疾病。它是由病原体侵入机体。尤以细菌感染如肺炎球菌、金黄色葡萄球菌、军团菌、霉菌、克雷白肺炎杆菌等最为常见，是细菌或过滤性病毒所引起的。发病之初，伴有轻微的感冒现象，几小时后高烧、呼吸急促、咳嗽、面红、胸痛或咯出脓状铁锈色般浓痰。小儿时有痉挛发生。病重者神态模糊、嗜睡、谵妄、下痢、蛋白尿、烦躁不安等。该病来如闪电，去得也快。很容易引发肋膜炎、心囊炎、肺坏痈等，甚至导致生命危险，患者千万不能忽视。

主治药材

◇ 芦根

【形态特征】多年生草本，高 1~3 米。根茎粗壮，匍匐。茎直立，中空，节上常有白粉，叶二裂或互生，具抱茎的叶鞘；叶片广披针形，长 20~50 厘米，宽 2~5 厘米，先端尖，基部钝圆，平行脉。圆锥花序，顶生，紫色或淡黄色。毛帚状，长 10~40 厘米，微向下垂；小穗线状披针形，有小花 4~7 朵。颖果长圆形。

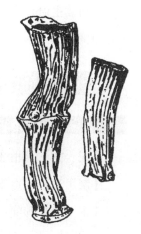

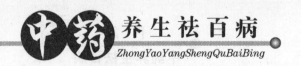

【良品辨识】条粗壮、黄白色、有光泽、无须根、质嫩者为良品。

【性味归经】味甘，性寒。归、肺、胃经。

【功效主治】清热生津、除烦止呕，用于呼吸道感染，流感、肺炎、急性胃炎等症。

◇ 鱼腥草

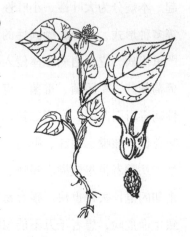

【形态特征】多年生草本，高20～40厘米。生于田边、路旁、山谷阴湿处。全株有浓烈的鱼腥气。根状茎有节。叶互生，心形。长3～8厘米，表面绿色，背面紫红色，叶柄基部有鞘状托叶。夏季开花，穗状花序与叶对生，有4片白色的总苞片，很像花瓣。蒴果近圆形。

【良品辨识】茎叶完整、色灰绿、有花穗、鱼腥气浓者为良品。

【性味归经】味辛，性微寒。归肺经。

【功效主治】清热解毒，消痈排脓，利尿通淋。用于肺炎，支气管炎，上呼吸道感染，尿道炎，中耳炎等症。

对症处方

芦薏汤

【配　　方】芦根30克，薏苡仁20克，桃仁6克，冬瓜仁9克。

【制用法】水煎服。

【主　　治】肺痈、发热、咳嗽、痰中带血。

 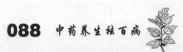

芦石汤

【配　方】芦根30克，石膏15克，杏仁10克，麻黄3克，甘草6克。

【制用法】水煎服。

【主　治】大叶性肺炎。

鱼腥草石膏汤

【配　方】鱼腥草60克，生石膏30克。

【制用法】水煎服。

【主　治】肺炎。

虎杖鱼青汤

【配　方】鱼腥草、大青叶各30克，虎杖60克，栝楼仁15克。

【制用法】水煎服。

【主　治】急性肺炎。

一点红汤

【配　方】一点红30克，岗梅根25克，蒲公英20克，鱼腥草15克（后下）。

【制用法】水煎，分2~3次服，每日1剂，连服5~7天。

【主　治】肺炎。

威灵鱼腥汤

【配　方】威灵仙15克，鱼腥草30克（后下）。

【制用法】水煎服。

【主　治】肺炎。

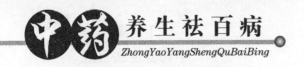

食疗药膳

生芦根粥

【原料】鲜芦根500克，竹茹15克，生姜6克，粳米100克。

【做法】①将芦根、竹茹水煎取汁去渣。

②向药汁中加入粳米及适量水同煮。

③八成熟时下姜片，至粥熟即可食用。

【功效】清热化痰止咳。

鱼腥草炒鸡蛋

【原料】鸡蛋300克，鱼腥草15克，盐2克，大葱5克，花生油15克。

【做法】①鱼腥草择去杂物，清水洗净，用刀切成小段，待用。

②大葱洗净切成葱花。

③将鸡蛋磕入碗内，用筷子顺一个方向搅匀。

④将炒锅刷洗干净，置于火上，倒入花生油，烧热。

⑤投入葱花煸香，加适量盐，再放入鱼腥草煸炒几下，倒入鸡蛋一起煸炒至成块。

【功效】清热解毒，滋阴润肺。

鱼腥草拌莴笋

【原料】鱼腥草（鲜品）250克，莴笋250克，白糖5克，盐4克。味精3克，料酒10克，香油5克。

【做法】①将鱼腥草去老梗、黄叶，洗净；莴笋去皮，切成4厘米长的细丝。

②将鱼腥草、莴笋、盐、味精、料酒、白糖、香油拌匀即成。

【功效】清热解毒，利湿排脓。

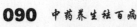

肺结核

Fei jie he

肺结核是由结核菌毒传染而来，又称肺痨病。此病颇顽固，它的症状是感觉全身不适、疲倦厌食、心跳加速、盗汗、消瘦、精神改变。女性会月经失常、同时咳嗽，引起胸痛，脸颊潮红。有时肺组织损坏会导致吐痰、咯血。

主治药材

◇ 天葵子

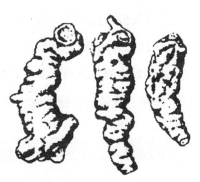

【形态特征】多年生小草本，高15~30厘米。根茎块状，倒卵形，灰黑色，内部肉质白色，形似"老鼠屎"。基生叶丛生，有长柄；三出复叶，各小叶再三裂，叶面绿色，背面紫色；茎生叶有短柄，比根生叶小。花单生于茎顶及叶腋，白色，外带紫红色。果熟时裂开。种子黑色。3~4月开花。果实立夏前成熟，全草接着就枯死。全草入药，1~4月采集，鲜用或晒干。

【良品辨识】个大、身干、质轻、断面色白者为良品。

【性味归经】味甘苦、性寒、有小毒，归肺经。

【功效主治】清热解毒、消肿散结、化痰利尿，用于毒蛇咬伤，肺结核、乳腺炎、疮痈肿毒等症。

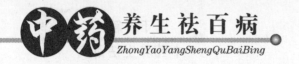
◇ 地骨皮

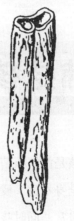
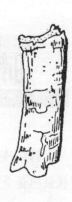

【形态特征】茄科植物枸杞为落叶灌木，高约1米。枝条细长，常弯曲，淡灰色，嫩枝顶端成刺状，叶腋有锐刺。叶互生或3~5片丛生，单叶；叶片卵形、卵状菱形或卵状披针形，顶端尖，基部狭，全缘，两面均无木心。5~10月开花，花淡紫色或粉红色，单朵或3~4朵生于叶腋或同叶簇生；花萼通常3中裂或4~5齿裂，裂片边缘有毛；花冠漏斗状，5深裂，裂片边缘有毛；雄蕊5枚，花丝近基部有密生绒毛，此密生绒毛稍短于花冠。6~11月结果，果实卵形，成熟时红色。皮可入药。

【良品辨识】块大、肉厚、无木心与杂质者为良品。

【性味归经】味甘、性寒，归肺、肝、肾经。

【功效主治】凉血除蒸、清肺降火，用于肺结核低热不退，小儿麻疹、肺炎、气管炎、糖尿病、高血压等症。

对症处方

天葵散

【配　方】天葵30克。

【制用法】研药为末，每服5克，开水冲服。

【主　治】肺结核。

地骨皮汤

【配　方】地骨皮汤10克，鳖甲6克，知母10克，银柴胡10克，太子参10克，黄芩10克，茯苓12克。

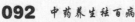

【制用法】水煎服。

【主　治】骨蒸潮热，肺结核盗汗。

桑白散

【配　方】桑白皮、地骨皮各15克，甘草3克，粳米20克。

【制用法】水煎服。

【主　治】肺热咳喘。

地鱼功劳汤

【配　方】地骨皮15克，鱼腥草15克，功劳木15克。

【制用法】水煎服。

【主　治】肺结核潮热。

紫筋枇杷汤

【配　方】伸筋草10克，枇杷叶10克，紫金牛10克。

【制用法】水煎服。

【主　治】肺结核咳嗽。

卷柏桑枝汤

【配　方】卷柏15克，仙鹤草、桑枝各12克，栀子（炒炭）10克。

【制用法】水煎服。

【主　治】肺结核咯血。

食疗药膳

天葵猪肚汤

【原料】天葵子30克，猪肚2段。

【做法】常法做汤，共煮烂，服汤食猪肚。

【功效】用于肺结核。

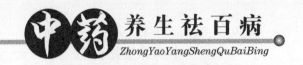

地骨皮炖猪肺

【原料】桔梗18克，地骨皮半块，花旗参12克，紫菀12克，杏仁适量，猪肺1个，姜2片。

【做法】①洗猪肺颇费时，要不断灌水入肉，然后挤压出污水，令猪肺洗到变白为止。

②把所有材料洗净后（除姜外）放入炖盅内加水炖，另外用姜煲滚水，兑入炖盅内同炖约3~4小时即成。

【功效】补气虚，治久咳，化痰兼润肺。

地骨皮猪胰汤

【原料】地骨皮480克，猪胰子200克，鸡蛋60克，盐3克，花生油5克，枸杞叶适量。

【做法】①枸杞叶洗净待用。

②地骨皮洗净捆好，加水先煲。

③猪胰子切块，鸡蛋搅匀。

④当水煮沸时放入全部材料，加花生油和盐，煮沸片刻即可饮用。

【功效】清热、利尿、健胃。

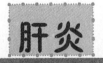

肝炎

Gan yan

病毒性肝炎是由多种肝炎病毒引起的以肝炎为主的全身性传染病。主要传染源是患病者和病毒携带者。病毒性肝炎可分为甲、乙、丙、丁、戊等型。甲型和戊型肝炎的主要传播途径是粪—口传播，病毒通过病人的排泄物污染水和食物，再经口传染，常见暴发性流行。乙、丙、丁型肝炎以散发性发病为主，主要传播途径是体液传播、母婴传播和性传播。含有病毒的血液等体液通过输血或血液制品、污染的注射器、牙科器械、针头等途径传播的称体液传播。通过性接触而传染的称为性传播。通过胎盘、产道、哺乳引起的感染称母婴传播。

病毒性肝炎根据临床表现可分为急性肝炎和慢性肝炎。急性肝炎起病急，表现为发热，食欲不振、厌油腻、恶心、呕吐、上腹部不适、肝功能异常等。急性肝炎中，出现黄疸的称为急性黄疸型肝炎，无黄疸的称为急性无黄疸型肝炎。慢性肝炎多由急性肝炎发展而来，急性肝炎病程超过半年仍未痊愈者可诊断为慢性肝炎，临床表现有乏力、肝区不适、食欲差、肝功能异常。慢性肝炎久治不愈可发展演变为肝硬化。慢性乙型肝炎和丙型肝炎与肝癌的发病密切相关。

主治药材

◇ 茵陈

【形态特征】多年生草本，高 30 ~ 100 厘米。茎直立，基部木质化，上部多分枝，表面具纵浅槽。基生叶披散地上，有柄，2 ~ 3 回羽状全裂，或掌状裂；茎生叶，无柄，无毛，基部抱茎，羽状全裂。小头状花序排成圆锥花序状，球形或卵形，花缘黄色。瘦果长圆形。

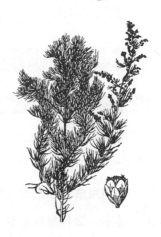

【良品辨识】质嫩、绵软、毛如绒、色灰白、香气浓者为良品。

【性味归经】味苦、辛，性微寒。归脾、胃、胆经。

【功效主治】清利湿热，利胆退黄用于传染性肝炎，黄疸，风疹瘙痒，皮肤肿痒，小便黄涩，身面发黄等症。

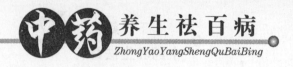

◇ 栀子

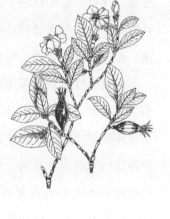

【形态特征】常绿灌木，高达 2 米。茎多分枝。叶对生或三叶轮生，披针形，草质，光亮。夏季开花，花单生于叶腋或枝端，花冠开放后呈高脚碟状，白色，肉质，芳香。蒴果椭圆形，黄色或橘红色，顶端有绿色的宿存花萼。秋、冬采果及根，晒干。

【良品辨识】干燥、个小、皮薄、饱满、色红艳、完整者为良品。

【性味归经】味苦，性寒。归心、肺、三焦经。

【功效主治】泻火除烦、清热利湿、凉血补血。用于感冒高热，黄疸，上消化道出血，结膜炎，口腔溃疡，急性肾炎，尿道炎，泌尿道结石，软组织扭伤等症。

对症处方

茵陈汤

【配　方】茵陈 30 克，地耳草 15 克，木贼 15 克，车前草 30 克，栀子根（用陈土炒）15 克。

【制用法】水煎服，每日 1 剂，7 日为 1 个疗程。

【主　治】慢性肝炎。

栀子汤

【配　方】栀子 9 克，甘草 3 克，黄柏 6 克。

【制用法】水煎服。

【主　治】病毒性肝炎，胆囊炎。

茵陈饮

【配　方】茵陈 30 ~ 45 克。

【制用法】取上药，水煎。日服 3 次，每天 1 剂。

【主　治】急性黄疸性肝炎。

三根茵陈汤

【配　方】鲜栀子根 60 克，白茅根、淡竹叶根各 30 克，茵陈 40 克。

【制用法】水煎，分 2 ~ 3 次服，每日 1 剂，连服 7 ~ 10 天。

【主　治】急性黄疸型肝炎。

公英汤

【配　方】蒲公英、茵陈各 15 克，栀子 10 克。

【制用法】水煎服。

【主　治】急性黄疸型肝炎。

食疗药膳

茵陈鸡

【原料】茵陈 30 克，鸡肉 150 克，葱 1 根（切段），黄甜椒丝适量，豆苗少许，盐少许。

【做法】①先将茵陈蒿洗净，用水煎取药汁，去渣。

②将鸡肉炒熟后加入茵陈蒿汁，焖煮至汁干，并且放入葱段、黄甜椒丝、豆苗、盐略炒即可。

【功效】清利湿热，利胆退黄。

金钱败酱茵陈茶

【原料】金钱草 60 克，茵陈蒿 30 克，败酱草 20 克，白糖适量。

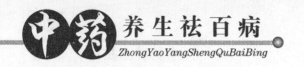

【做法】①将金钱草、茵陈蒿、败酱草去浮灰，装入纱布袋内，扎口，放入锅内加水适量。

②用小火煎煮出 1000 毫升药汁，去袋，取药汁，加白糖调味，代茶服用。

【功效】清热解毒，利湿退黄。

栀子粥

【原料】栀子仁 3 克，粳米 100 克，蜂蜜 15 克。

【做法】①粳米淘洗干净，用冷水浸泡半小时，捞出，沥干水分。

②栀子仁洗净，研成粉末。

③粳米放入锅内，加入约 1000 毫升冷水，用旺火烧沸后转小火，熬煮至将熟时，下入栀子仁粉末，搅匀，继续用小火熬煮。

④待粳米软烂后下入蜂蜜，搅拌均匀，再稍焖片刻即可。

【功效】泻火除烦，清热利尿，凉血解毒，散瘀血，养颜祛痘。

胆囊炎与胆石症

Dan nang yan yu dan shi zheng

　　胆囊炎有急、慢性之分。急性胆囊炎是由细菌侵袭或胆囊管阻塞而引起的胆囊炎症，临床特征为右上腹部阵发性绞痛，伴有明显触痛和腹肌强直；慢性胆囊炎常为急性胆囊炎的遗患，或由胆固醇代谢紊乱而引起胆囊病变，可以从轻度增厚到纤维性萎缩，临床病象为上腹部不适感和消化不良。胆石症是胆道系统中有结石形成，临床上常引起胆囊炎的急性发作。胆囊炎与胆石症二者常同时存在，互为因果，造成恶性循环，使病变更趋严重和复杂。二者的治疗基本一致。胆囊炎与胆石症的发病年龄多在 20～50 岁之间，女性较为多见。右上腹持续性疼痛阵发性加剧，是急性胆囊炎、慢性胆囊炎急性发作与胆石发生嵌顿时的一种重要症状，疼痛常向右肩部及肩胛部放射，常伴有恶心呕吐等消化道症状。

主治药材

◇ 金钱草

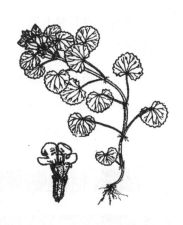

【形态特征】多年生草本。茎横卧，密被黄色短毛。小叶 1～3 枚，圆形或矩圆形如铜钱状，全缘，如叶为 3 枚时，侧生的小叶比顶生的小，先端微凹，基部心形，叶面无毛，叶背密被灰白色绒毛，中脉及侧脉特别多。两性花，为顶生或腋生的总状花序，苞片被毛，卵形；花萼钟形，裂片 5 枚，被粗毛；花冠蝶形，紫红色；雄蕊 10 枚，其中 9 枚合生，1 枚分离。荚果，被短毛。秋季开花。

【良品辨识】叶片肥大、植株完整、干燥无杂质者为良品。

【性味归经】味甘、咸，性微寒。归肝、胆、肾、膀胱经。

【功效主治】清热利湿，通淋，消肿。用于尿道结石、胆囊结石、化脓性炎症、毒蕈中毒、药物中毒、水鼓腹胀、腰痛、乳腺炎初起等症。

◇ 积雪草

【形态特征】多年生匍匐草本。茎光滑或稍被疏，节上生根。单叶互生，叶片圆形或肾形，边缘有钝齿，上面光滑，下面有细毛；叶有长柄，伞形花序单生；每一花梗的顶端有花 3～6 朵，通常聚生成头状花序，花序又为 2 枚卵形苞片所包围；花萼截头形；花瓣 5 片，红紫色，卵形；雄蕊5个，短小，与花瓣互生；子房下位，花柱2个，较短，花柱基不甚明显。双悬果扁圆形，光滑，主棱和次棱同等明显，主棱间有网状纹相连。花期夏季。根作药用。

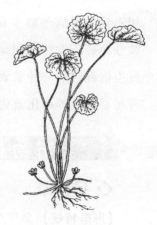

【良品辨识】灰绿色、叶片肥大、干燥无杂质者为良品。

【性味归经】味甘微苦，性凉。归肝、胆、肺经。

【功效主治】清热凉血，利尿消肿，消炎止血。用于胆囊炎、扁桃体炎、肺燥咳嗽、伤风感冒、各种热性病、腮腺炎、肺脓肿、肝炎、吐血、咯血、鼻血、水肿、痔疮、崩漏、肺结核、疔疮溃烂等症。

对症处方

金钱马蹄汤

【配　方】金钱草60克，马蹄金30克，虎杖30克，郁金30克，香附15克，鸡内金15克。

【制用法】水煎服。

【主　治】慢性胆囊炎，胆结石。

积雪汤

【配　方】积雪草30克，马蹄金30克。

【制用法】水煎服，连服10剂。

【主　治】胆囊炎。

金钱汤

【配　方】金钱草250克。

【制用法】取上药，水煎 2 次。早晚各服 1 次，每天 1 剂。

【主　治】肝胆结石。

消石汤

【配　方】金钱草 30 克，柴胡 12 克，大黄、郁金、茵陈、威灵仙各 15 克，鸡内金粉（冲）8 克，香附 10 克，甘草 6 克。

【制用法】每日 1 剂，水煎 2 次，共取汁 300 毫升，早、晚分 2 次服。随证加减。

【主　治】胆石症。

利胆汤

【配　方】玉米须 30 克，茵陈、田基黄、栀子、荆芥、金银花各 10 克，柴胡、甘草各 6 克。

【制用法】每日 1 剂，水煎，分 3 次服，6 日为一个疗程，连用 2 个疗程。

【主　治】急性胆囊炎。

食疗药膳

金钱草粥

【原料】鲜金钱草 60 克，粳米 50 克，冰糖 15 克。

【做法】①粳米淘洗干净，用冷水浸泡 30 分钟，捞出，沥干水分。

②金钱草洗净，水煎取汁。

③将粳米倒入药汁中，加水适量，煮成粥，入冰糖拌匀，随意服食。

【功效】清热祛湿，利胆退黄。

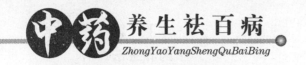

利尿饮

【原料】金钱草、车前子、鱼腥草、篇蓄草、鸭跖草各 20 克，白糖 50 克。

【做法】①将前五味中药洗净，放入锅内，加水 3000 毫升。

②将锅置武火上烧沸，再用文火煎煮 25 分钟，用纱布滤过，在药汁内加入白糖，拌匀即成。

【功效】消热解毒，利尿消肿。

肾炎

Shen yan

肾炎分为急性肾炎和慢性肾炎。急性肾炎是急性肾小球肾炎的简称，多见于儿童及青少年。一般认为其与甲族 B 组溶血性链球菌感染有关，是机体对链球菌感染后的变态反应性疾病。起病常在多次反复链球菌感染（咽炎、扁桃腺炎、中耳炎等）或皮肤化脓感染（丹毒、脓疱疮等）之后 1~4 周，症状轻重不一。轻者可稍有浮肿，尿有轻度改变；重者短期内可有心力衰竭或高血压脑病而危及生命。一般典型症状先有眼睑浮肿，逐渐下行性发展至全身。有少尿和血尿，持续性低热，血压程度不等地升高。

慢性肾炎也称慢性肾小球肾炎。本病多发生于青壮年。是机体对溶血性链球菌感染后发生的变态反应性疾病。病变常常是双侧肾脏弥漫性病变。病情发展较慢。病程在一年以上。初起病人可毫无症状。但随病情的发展逐渐出现蛋白尿及血尿，病人疲乏无力、浮肿、贫血、抵抗力降低以及高血压等症。晚期病人可出现肾功能衰竭而致死亡。中医认为本病属水肿病范畴。应以健脾助阳为治疗原则。

主治药材

◇ 车前子

【形态特征】多年生草本，连花茎可高
达 50 厘米。基生叶；具长柄，几乎与叶片
等长或长于叶片；叶片卵形或椭圆形，全
缘或呈不规则的波状浅齿，通常有 5～7 条
弧形脉。花茎数个，具棱角；穗状花序，
每花有宿存苞片 1 枚；花萼 4，椭圆形或卵
圆形，宿存；花冠小，花冠管卵形；雄蕊

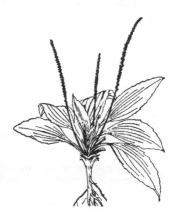

4，着生于花冠管基部，与花冠裂片互生；雌蕊子房 2 室（假 4 室）。蒴
果卵状圆锥形。种子 4～8 颗或 9 颗。花期 6～9 月，果期 10 月。

【良品辨识】颗粒大、呈三角状长圆形、色泽为黑或黄棕色、饱
满、遇水黏滑者为良品。

【性味归经】味甘，性寒。归肾、膀胱经。

【功效主治】清热利尿，渗湿通淋，明目，祛痰。用于感冒咳嗽、
肾炎水肿、脚气水肿、肺炎、咳痰咯血、百日咳、膀胱炎、下消、尿
血、白浊、黄疸、热泻等症。

◇ 薏苡仁

【形态特征】一年或多年生草本，高
1～1.5 米。秆直立，丛生，基部节上生
根。叶互生，长披针形，长 10～40 厘米，
宽 2～3 厘米，鞘状抱茎，中脉明显，无
毛。花单性同株。颖果包藏于球形中空骨
质总苞内。秋末种子成熟时，割下地上部

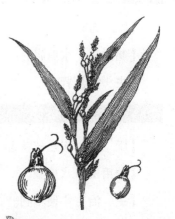

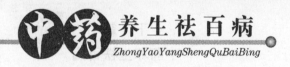
分，脱粒，晒干。

【良品辨识】粒大、饱满、色白、完整者为良品。

【性味归经】味甘、淡，性微寒。归脾、胃、肺经。

【功效主治】利水消肿，健脾补中，祛湿疗痹，消痈排脓。用于肾炎水肿、肾盂肾炎、慢性胃肠炎、肺脓疡、阑尾炎、扁平疣等症。

对症处方

地胆车前汤

【配　方】车前草、白茅根、淡竹叶、路边青叶各15克，地胆草30克。

【制用法】水煎服。

【主　治】急性肾炎、肾盂肾炎。

薏仁龟板汤

【配　方】生黄芪10克，薏苡仁60克，炙龟板60克。

【制用法】先将龟板捣碎入锅煎1小时，再入其余两味药文火煎煮1小时。

【主　治】慢性胃炎。

马蹄车前汤

【配　方】马蹄金30克，车前草10克，路边青30克。

【制用法】水煎服。

【主　治】肾炎。

车前岗松汤

【配　方】岗松枝叶30克，车前草30克。

【制用法】水煎服。

【主　治】小便不利。

三草汤

【配　方】积雪草30克，酢浆草6克，车前草10克。

【制用法】水煎服；另用田螺4只，蝼蛄3只，车前草60克，共捣烂敷脐下3寸处。

【主　治】急性肾炎。

食疗药膳

车前子粥

【原料】车前子30克，白米100克。

【做法】车前子用水浸泡，煎煮成300毫升。然后去渣，加白米，再加适量水煮成稀粥。温热时服用，一日分2次食用。

【功效】清热明目。对急性结膜炎、风热外侵、目赤肿痛、小便黄赤、淋沥涩痛等均有疗效。

苡仁雪菜拌花枝

【原料】薏苡仁30克，鲜墨鱼400克，雪菜120克，蒜15克，姜10克。葱10克，料酒、生粉、白糖、醋、香油、酱油（老抽）各少许。

【做法】①薏苡仁洗净，蒸熟；雪菜洗净，切细粒，用沸水烫后，沥干水分，放入调味料，拌匀。

②墨鱼洗净，撕去外皮，切成长条，用料酒、生粉抓匀。

③用姜、葱、水把墨鱼煮后捞起，用调料拌匀。

④在墨鱼、雪菜中加调味料、蒜泥、薏苡仁，拌匀即成。

【功效】清热解毒，健脾利湿。

痔疮

Zhi chuang

痔疮分为内痔、外痔，以及内外痔兼有的混合痔。区分方法以肛管齿状线而定：齿状线以上的称为内痔，容易出血或伴有脱肛；齿状线以下的称为外痔，容易感到疼痛，有发炎或细菌感染，易造成脓肿。痔疮症状包括肛门瘙痒、大便疼痛、解便带血、解便时痔疮脱垂等。

在患痔过程中，皆因大便燥结擦破痔核、或用力排便。或负重进气使血液壅注肛门，引起便血或血栓。痔核经常出血，血液日渐亏损可以导致血虚。如因痔核黏膜破损感染湿热毒邪，则局部可发生肿痛。痔核日渐增大堵塞肛门，在排便时可脱于肛外。患痔日久者，因年老体弱、肛门松弛、气虚不能升提，痔核尤易脱出，且不易自行回复。

主治药材

◇ 槐花

【形态特征】落叶乔木。树皮粗糙纵裂，内皮鲜黄色，有臭气；幼枝绿色，皮孔明显。羽状复叶互生，长达25厘米，叶柄基部膨大；小叶7~17片，卵状长圆形或卵状披针形，表面深绿色，无毛，背面苍白色，贴生短细毛，主脉于下面显著隆起。花蝶形，黄白色。荚果（槐角）长而

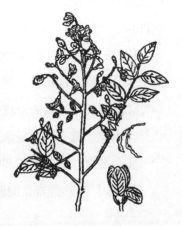

有节，呈连珠状，绿色，无毛，肉质，不开裂。种子肾形。

【良品辨识】个大、紧缩、色黄绿色者为良品。

【性味归经】味苦，性微寒。归肝、大肠经。

【功效主治】凉血止血，清肝泻火。用于高血压、头晕目赤、大便出血、子宫出血、痔疮肿痛、出血性紫癜等症。

◇ 地榆

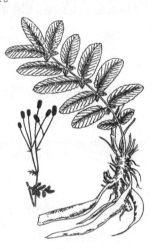

【形态特征】多年生草本，高60～200厘米。根纺锤形或细长圆锥形，暗棕色或红棕色。茎直立，上部分枝，时带紫色。单数羽状复叶，基生叶比茎生叶大，有长柄；茎生叶互生，几乎无柄；小叶6～20片，椭圆形至长圆形。夏季茎顶开暗紫红色小花，密集成顶生的圆柱状穗状花序。瘦果椭圆形，棕色。秋、冬、早春采根，除去茎基及须根、根梢，切片晒干。

【良品辨识】条粗、无须根、气微香、无杂质者为良品。

【性味归经】味苦、酸、性微寒、归胃经、大肠经。

【功效主治】凉血止血，收敛止泻，清热解毒。用于上消化道出血、痔疮出血、功能性子宫出血、菌痢、湿疹、烧烫伤等症。

对症处方

槐花荆芥汤

【配　方】槐花10克，荆芥10克，侧柏炭10克，枳壳5克。

【制用法】水煎服。

【主　治】大便出血，痔疮出血。

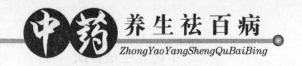
地及汤

【配　方】地榆、生地各15克，白及9克。

【制用法】水煎服。

【主　治】便血。

槐榆散

【配　方】槐角10克，地榆10克，黄芩10克，当归10克，防风5克。

【制用法】共研细粉，吞服。

【主　治】大便出血，痔疮出血。

消痔丸

【配　方】地榆（炭）、槐角（蜜炙）、槐花（炒）、大黄、黄芩、生地黄、当归、赤芍、红花、防风、荆芥穗、枳壳（炒）各适量。

【制用法】共研为细末，水和为丸如梧子大，每次9克，每日2次。

【主　治】痔疮。

地榆穿心丸

【配　方】侧柏叶50克，穿心莲、地榆、槐花各120克，刺猬皮、五倍子、枳壳各70克，生地黄、胡黄连、当归各60克，大黄、荆芥各50克，炼蜜400克。

【制用法】刺猬皮用油砂炒，地榆、荆芥、槐花、侧柏叶炒炭存性，余药依法炮制。共为细末，过5号筛，以生地黄汁炼蜜为丸，如梧子大，烘干，装瓶备用。每次10克。每日3次。

【主　治】痔疮。

食疗药膳

二花丝瓜猪肝汤

【原料】槐花6克，金银花6克，丝瓜250克，猪肚200克，姜丝适量，盐适量。

【做法】①将药材放入药袋；丝瓜削皮，切片；猪肚洗净，去黏质后切片备用。

②将药袋、猪肚、姜丝放入锅中，再倒入适量的水以中火炖煮30分钟。

③放入丝瓜继续煮10分钟后加盐调味即可。

【功效】清热解毒，凉血消肿。

槐花凉拌莲藕

【原料】槐花6克，地榆4.5克，生甘草3克。莲藕1节，蒜末2匙，香菜1株，酱油、黑醋、糖、香油各适量。

【做法】①将药材洗净，用3碗水煮成1碗药汁；香菜洗净，摘成小叶备用。

②莲藕洗净、去皮、切薄片，入滚水煮熟，捞起沥干水分。

③把所有调味料、药汁、蒜末、香菜和莲藕混合均匀即可。

【功效】清热凉血、止血。

槐花冰糖粥

【原料】晒干的槐花50克（或新采摘的槐花200克）。粳米100克，冰糖适量。

【做法】①将药材洗净，用水泡开备用。

②粳米煮粥，待粥煮至五成熟时，将泡好的槐花倒入锅中，加入冰糖，盖锅盖，煮至黏稠，待粥冷却至温和后即可食用。

【功效】清热解毒，凉血消肿。

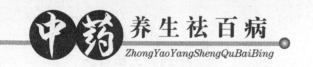
高血压

-- Gao xue ya

高血压：高血压病是指在静息状态下动脉收缩压和（或）舒张压增高（≥140/90 毫米汞柱），常伴有脂肪和糖代谢紊乱以及心、脑、肾和视网膜等器官功能性或器质性改变，以器官重塑为特征的全身性疾病。2 次以上非同日测得的血压≥140/90 毫米汞柱可以诊断为高血压。临床上很多高血压病人特别是肥胖型常伴有糖尿病，而糖尿病也较多地伴有高血压，因此将两者称之同源性疾病。糖尿病人由于血糖增高，血黏稠度增加，血管壁受损，血管阻力增加，易引起高血压。由此可知高血压与糖尿病都与高血脂有关，因此防治高血压病与糖尽病都应该同时降血压、调节血脂。

主治药材

◇ 蒺藜

【形态特征】一年生草本，全株密生灰白色柔毛。茎铺地生长，多分枝，枝长 20～50厘米。叶对生或互生，双数羽状复叶，小叶3～8对，对生；小叶片长圆形或斜长圆形，先端锐尖或钝，基部稍偏斜，边缘全缘，有柔毛；托叶小，长约 3 毫米。5～8 月开花。花黄色，单朵生于叶腋，花梗明显比叶短；萼片5 片；花瓣 5 片；雄蕊 10 枚。6～9 月结果，

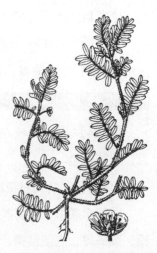

果实分成5瓣，略呈五角星形，表面有硬尖刺，成熟时灰白色。

【良品辨识】颗粒均匀、饱满坚实、灰白色者为良品。

【性味归经】味苦、辛，性平。归肝、肺、肾、心经。

【功效主治】平肝，解郁，祛风明目。用于头痛、眩晕、胸胁胀痛、乳房胀痛、乳闭不通、经闭、目赤翳障、风疹瘙痒、白癜风、疮疽、瘰疬等症。

◇ 桑寄生

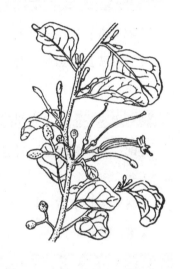

【形态特征】老枝无毛，有凸起灰黄色皮孔，小枝梢被暗灰色短毛。叶互生或近于对生，革质，卵圆形至长椭圆状卵形，长3~8厘米，宽2~5厘米，先端钝圆，全缘，幼时被毛；叶柄长1~1.5厘米。聚伞花序，1~3个聚生叶腋，总花梗、花梗、花萼和花冠均被红褐色星状短柔毛；花萼近球形，与子房合生；花冠狭管状，稍弯曲，紫红色，先端4裂；雄蕊4；子房下位，1室。浆果椭圆形，有瘤状突起。花期8~9月，果期9~10月。

【良品辨识】枝细、质嫩、红褐色、叶未脱落者为良品。

【性味归经】性平，味苦、甘。归肝、肾经。

【功效主治】祛风湿，益肝肾，强筋骨，安胎。用于营血亏虚、肝肾不足、胎漏下血、胎动不安等症。

对症处方

蒺藜汤

【配　方】蒺藜15克，菊花12克，决明子30克，甘草6克。

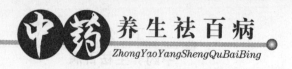

【制用法】水煎服。

【主　治】高血压，眼病。

桑寄生汤

【配　方】桑寄生 60 克。

【制用法】水煎服。

【主　治】高血压。

二明桑菊汤

【配　方】决明子、石决明、桑寄生、野菊花各 50 克。

【制用法】水煎服，每日 1 剂。

【主　治】高血压。

夏枯草汤

【配　方】怀牛膝、豨莶草各 20 克，桑寄生、杜仲各 25 克，夏枯草 50 克。

【制用法】水煎，每日 1 剂，分 3 次服。

【主　治】高血压。

玉米须饮

【配　方】玉米须，香蕉皮各 30 克，西瓜翠衣 20 克。

【制用法】水煎服，每日 1 剂。

【主　治】原发性高血压病。

食疗药膳

养肝明目汤

【原料】枸杞子、蒺藜子、女贞子、车前子、菟丝子、白菊花各 30 克，猪肝 100 克，盐、葱花、香油各适量。

【做法】①将枸杞子、蒺藜子、女贞子、车前子、菟丝子、白菊花分别洗净，晾干，研为粗末，混匀装入瓶内备用。

②每次取混合药末15克煎汤。

③然后将猪肝100克洗净切片，放入药液煮熟。

④加盐、葱花、香油调味食用。

【功效】养肝明目。

桑寄生煲鸡蛋

【原料】桑寄生30克，鸡蛋1个。

【做法】①将桑寄生和洗净的鸡蛋一起放入煲内，加水用文火煲。

②蛋熟后捞出，去壳再放入锅内煲15分钟即成，饮汤吃蛋。

【功效】补益肝肾，强筋壮骨。适用于痛风、神经痛、高血压等症。

糖尿病

Tang niao bing

糖尿病是由于遗传和环境因素相互作用，引起胰岛素绝对或相对分泌不足，或靶组织细胞对胰岛素的敏感性降低，引起蛋白质、脂肪、水和电解质等一系列代谢紊乱综合征，其中以高血糖为主要标志。

糖尿病的症状主要表现为多尿、多饮、多食、消瘦等表现，即"三多一少"症状。有些病人可由尿糖刺激引起外阴搔痒，男性可有阴茎龟头炎、尿痛，部分病人可有乏力、多汗、心慌、手抖、饥饿等低血糖反应。

糖尿病有遗传倾向已比较肯定，据许多实验及临床研究结果表明，

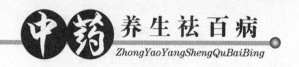
病毒感染后 β–细胞破坏严重者可发生糖尿病，自身免疫主要与胰岛素依赖型糖尿病者发病有关，胰岛 β–细胞释放胰岛素异常，生物合成中胰岛素基因突变而形成结构异常的胰岛素导致糖尿病。肥胖既是糖尿病的重要诱因，同时又与糖尿病有着共同的病因。

主治药材

◇ 天花粉

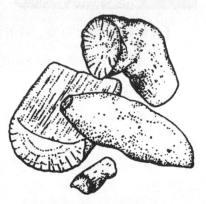

【形态特征】多年生藤本植物，茎较粗，多分枝，具纵棱或槽，叶互生，叶柄具纵条纹，叶片低质，轮廓近圆形或近心形，常 3～5 浅裂至中裂，稀深裂或不分裂而仅有不等大粗齿，裂片倒卵形或长圆形，表面深绿色粗糙，背面淡绿色。两面沿脉被长柔毛状硬毛，雌雄异株，雄总状花序单生或与一单花并生，顶端有 5～8 花，花萼筒状，被短柔毛，花冠白色，花药靠合，花丛分离，雌花单生，花梗被柔毛，花萼筒圆形，子房椭圆形，绿色长 2 厘米，花柱长 2 厘米，柱头 3 厘米，果实椭圆形，淡黄褐色，近边缘处具棱线，花期 5～8 月，果期 8～10 月。

【良品辨识】块大、色白、干燥、粉性足、质坚细腻、纤维少者为良品。

【性味归经】味微苦、甘，性微寒。归肺、胃经。

【功效主治】清热生津，消肿排脓。用于热病烦渴，肺热燥咳，内热消渴，疮疡肿毒等症。

◇ 葛根

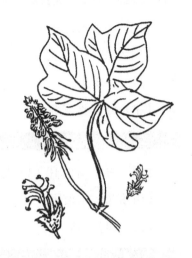

【形态特征】1 年生草本，高40～90
厘米，全体光滑无毛。茎直立，基部木
质化，上部多分枝。叶互生，质硬，近
于无柄而抱茎；卵形或卵状披针形，基
部渐狭，先端尖锐，边缘具刺齿；上部
叶逐渐变小，成苞片状，围绕头状花序。
花序大，顶生，总苞片多列，外面1～3
列呈叶状，披针形，边缘有针刺；内列
呈卵形，边缘无刺而呈白色膜质；花托
扁平；管状花多数，通常两性，橘红色。果期 8～9 月。瘦果椭圆形或
倒卵形，基部稍歪斜，白色，红花的花可入药。孕妇慎用。

【良品辨识】呈纵切的长方形厚片或小方块，长 5～35 厘米，厚
0.5～1 厘米。外皮淡棕色，有纵皱纹，粗糙。切面黄白色。质韧，纤
维性强。无臭，味微甜者为良品。

【性味归经】味甘、辛，性凉。归脾、胃经。

【功效主治】解肌退热，生津止渴，升阳止泻，透疹。用于感冒发
热，糖尿病，菌痢等症。

对症处方

天花泽泻散

【配　方】天花粉、泽泻各100 克，黄连、党参各50 克。

【制用法】共研细粉备用。每次 3 克，每日 3 次，温开水送服。

【主　治】糖尿病之肺热津伤症。

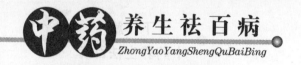

天花二瓜汤

【配　方】天花粉10克，西瓜皮、冬瓜皮各15克。

【制用法】上药同入沙锅，加水适量，文火煎煮，去渣取汁。口服，每日2～3次。

【主　治】糖尿病。

葛根汤

【配　方】葛根10～15克。

【制用法】水煎服。

【主　治】糖尿病。

天花二参汤

【配　方】天花粉15克，绞股蓝15克，黄精15克，地骨皮15克，太子参15克，山茱萸10克，玄参10克。

【制用法】水煎服。

【主　治】糖尿病。

上消汤

【配　方】天花粉15克，葛根10克，麦冬20克。

【制用法】水煎服，每日1剂。

【主　治】糖尿病（上消）。

食疗药膳

天花粉双耳汤

【原料】天花粉20克，银耳15克，黑木耳15克。

【做法】①将银耳、黑木耳用温水泡发，摘除蒂柄，除去杂质，洗净，放入碗内；将天花粉放入，加水适量。

②将盛木耳的碗置蒸笼中，蒸 1 小时，待木耳熟透即成。

【功效】滋阴补肾润肺，调节血糖。适合各型糖尿病患者饮用。

葛根粉粥

【原料】葛根粉 200 克，粟米 300 克。

【做法】用清水浸粟米 1 晚，第二天捞出，与葛根粉同拌均匀，按常法煮粥，粥成后酌加调味品。

【功效】营养机体、升举阳气，适用于防治心脑血管病症。高血压、糖尿病，腹泻，痢疾患者宜常食之。

冠心病

Guan xin bing

冠心病是冠状动脉性心脏病的简称，它是一种因冠状动脉狭窄、供血不足而引起的心肌机能障碍或器质性病变，因此又有缺血性心肌病之称，也是一种最为常见的心脏病。

冠心病的症状表现为胸腔中央发生压榨性疼痛，并可迁延至其他部位，发作时还可伴有寒颤、眩晕、恶心、出汗、气促及昏厥等，严重时还可能因此而导致死亡。

尽管冠心病是多种冠状动脉病的结果，但冠状动脉粥样硬化占冠心病的 95% ~99%。因此，人们习惯把冠状动脉性心脏病看作成冠状动脉粥样硬化性心脏病。

虽然至今不完全清楚冠心病的病因，但普遍认为它与高脂血症、高血压、糖尿病、高黏血症、内分泌功能低下等因素有关。另外，冠心病还与其他几种因素有关，如肥胖已明确为冠心病的首要危险因素，而不爱运动的人其冠心病的发生和死亡率也将翻 1 倍；当人进入 40 岁后冠

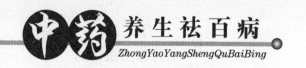

心病的发病率便会升高，但女性在绝经期前的发病率低于男性；吸烟也是冠心病的重要病因，也是唯一可以避免的死亡病因。

主治药材

◇ 丹参

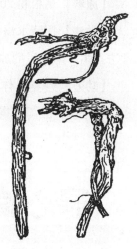

【形态特征】多年生直立草本，高 30 ~ 80 厘米。全株密生黄白色柔毛及腺毛。根圆柱形，肉质，多分枝，鲜时表面棕红色，断面肉白色，渐变粉红色，干后呈棕红或暗棕红色。茎四方形，有纵槽纹。叶对生，单数羽状复叶，小叶通常 3 ~ 5 片；小叶片卵圆形、椭圆状卵形或宽披针形，先端尖，基部圆形，两面均有疏柔毛，叶背面较密，边缘有圆齿。4 ~ 8 月开花，花紫蓝色，排列成总状花序生于枝顶或叶腋，5 ~ 9 月结果，果实椭圆形，黑色。

【良品辨识】根条均匀、颜色紫红或暗棕、没有断碎、味微苦涩的为良品。

【性味归经】味苦，性微寒。归心、肝经。

【功效主治】祛瘀止痛，活血通络，清心除烦。用于月经不调、冠心病、心绞痛、慢性肝炎、肝硬化、肝脾肿大、神经衰弱、乳腺炎、痈疮肿痛等症。

◇ 红花

【形态特征】1 年生草本，高 40 ~ 90 厘米，全体光滑无毛。茎直立，基部木质化，上部多分枝。叶互生，质硬，近于无柄而抱茎；卵形或卵状披针形，基部渐狭，先端尖锐，边缘具刺齿；上部叶逐渐变小，成苞片状，围绕头状花序。花序大，顶生，总苞片多列，外面 1 ~ 3 列呈叶

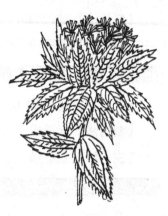

状，披针形，边缘有针刺；内列呈卵形，边缘无刺而呈白色膜质；花托扁平；管状花多数，通常两性，橘红色。果期 8～9月。瘦果椭圆形或倒卵形，基部稍歪斜，白色，红花的花可入药。孕妇慎用。

【良品辨识】花瓣长，色红黄、鲜艳，质柔软者为良品。

【性味归经】味辛，性温。归心、肝经。

【功效主治】活血通经，去瘀止痛。用于月经不调、冠心病、心绞痛、软组织扭伤、血栓闭塞性脉管炎等症。

对症处方

三参菊花饮

【配　方】丹参30克，党参10克，参三七粉2克（冲服），白菊花15克。

【制用法】沸水冲泡当茶饮。

【主　治】胸痹，包括冠心病、心肌炎、肺心病。

红花饮

【配　方】红花9克，丹参、郁金各12克，栝楼15克，薤白10克，陈皮、甘草各6克。

【制用法】水煎服。

【主　治】冠心病、心绞痛。

丹参红花汤

【配　方】红花、赤芍、川芎、降香各15克，丹参30克。

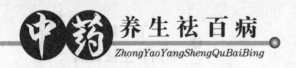

【制用法】共研细末，分3次冲服，每日1剂，连服15～30天。

【主　治】冠心病，心绞痛。

葛根红花汤

【配　方】葛根60克，桃仁、郁金各15克，红花30克。

【制用法】水煎服。每日1剂，分2次服，连服20日为一个疗程。

【主　治】冠心病，心绞痛。

丹参赤芍汤

【配　方】赤芍、丹参各15克，川芎、红花各6克。

【制用法】水煎服。

【主　治】冠心病，心绞痛。

红花栝楼片

【配　方】红花15克，丹参、郁金各18克，栝楼30克，制成浸膏。

【制用法】压成片剂30片。每次10片，每日3次，4周为一个疗程。

【主　治】冠心病，心绞痛。

食疗药膳

丹参茶

【原料】丹参15克，砂仁3克，檀香屑1.5克。

【做法】①将丹参、砂仁、檀香屑三味药混合，制成每袋20克的药袋。

②用热开水泡10～20分钟后，即可代茶饮用。

【功效】行气活血，化瘀止痛。主治冠心病、气滞血瘀、胸闷心痛、面唇紫暗等。

 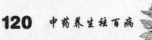

红花鱼头豆腐汤

【原料】红花6克，鱼头（肥大者）1个，豆腐200克，白菜200克，料酒10克，盐3克，姜5克，葱10克，鸡汤1000毫升。

【做法】①把鱼头洗净，去鳃；红花洗净；豆腐切成4厘米见方的块；白菜洗净，切成4厘米长的段；姜拍松，葱切段。

②把鱼头放炖锅内，加入红花、豆腐、白菜、料酒、盐、葱、姜，加入鸡汤。

③把炖锅置武火上烧沸，再用文火炖50分钟即成。

【功效】化瘀，通络，补气血。适合瘀阻心络型冠心病患者饮用。

丹参豆豉蒸鲳鱼

【原料】丹参4.5克，山楂6克，何首乌9克，鲳鱼1条，豆豉10克，葱1根，姜10克，盐5克，米酒10毫升。

【做法】①将药材洗净，用3碗水煮成1碗药汁备用。

②豆豉泡热水，葱切丝，姜去皮切丝。

③将鲳鱼宰杀洗净装入盘，在鱼表面上加上豆豉、葱丝、姜丝、盐、米酒及药汁。

④放入蒸锅内蒸10分钟即可。

【功效】补益五脏，通经活络，预防心肌梗死。

低血压

Di xue ya

低血压的定义是，收缩压≤90毫米汞柱，舒张压≤60毫米汞柱，西医将它分为三类。

原发性低血压，多数为体质因素，会有家族遗传的病史，患者中女

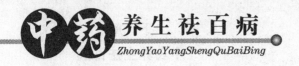

性较多，尤其是中年女性。大多数患者没有不舒服感，无须太过紧张，也不必特别治疗。

继发性低血压：因某些病变所造成，如内分泌失调、突然大失血、风湿性心脏病，还有人过敏也会引起血压过低。本类患者有头晕、视力模糊、心悸、倦怠、无力、嗜睡、四肢冰冷等症状。

体位性低血压：这是调节血压的自主神经失调，当突然变化姿势，血液一下子无法到达脑部，致使眼前一片黑暗或眼冒金星，甚至突然昏倒，以老人、长期卧床患者、运动不足者较常见。此外，服用降血压药、抗抑郁药、利尿剂、勃起功能障碍药物的人，也容易造成体位性低血压。

中医里没有"低血压"这个名词，因此常从眩晕、虚劳、晕厥等论治。本症是先天或后天的气血虚弱，必须加以调理，设法健脾益气、养心补血。

主治药材

◇ 人参

【形态特征】多年生草本。主根肥壮肉质，圆柱形或纺锤形，通常直径1～3厘米，外皮淡黄色或淡黄白色，下端常分叉，顶端有根茎，俗称芦头，根茎短，直立，野生者根茎长。茎直立，通常高30～60厘米，单生，圆柱形，无毛。叶轮生，3～5枚掌状复叶轮生于茎顶，小叶3～5片；小叶片卵圆形、倒卵圆形或椭圆形，先端尖，基部狭，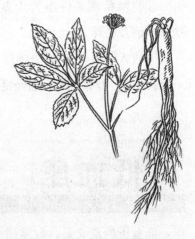边缘有细锯齿，齿有刺状尖，叶面散生刚毛，刚毛长约1毫米，叶背无毛。6～7月开花，花淡黄绿色，花10～50朵；花瓣5片；8月结果，果实扁肾形，鲜红色。种子肾形，乳白色。

【良品辨识】人参以身长、支大、芦（根茎）长者为佳，芦短、支瘦小、含糖多者次之。野山参以支大、浆足、纹细、芦长、碗密、有圆芦及珍珠点者为佳。

【性味归经】味甘，微苦，性微温。归脾、肺经。

【功效主治】大补元气，复脉固脱，补脾益肺，生津，安神。用于心源性、失血性及感染性休克，高胆固醇血症，神经衰弱，糖尿病，慢性胃炎，心力衰竭等症。

◇ 甘草

【形态特征】多年生草本，高约30～70厘米。根茎圆柱状；主根甚长，粗大，外皮红褐色至暗褐色。茎直立，稍带木质，被白色短毛及腺鳞或腺状毛。单数羽状复叶，托叶披针形，早落；小叶片卵圆形、卵状椭圆形或偶近于圆形，先端急尖或近钝状，基部通常圆形，两面被腺鳞及短毛。花期6～7月，总状花序腋生，花密集，花萼钟形。7～9月结果，荚果线状长圆形，镰刀状或弯曲呈环状，密被褐色的刺状腺毛。种子扁圆形或肾形，黑色光滑。

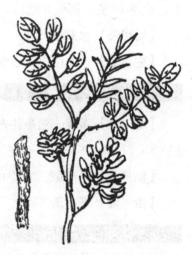

【良品辨识】外皮细紧、有皱沟、红棕色、质坚实、粉性足、断面黄白色者为良品。习惯上以内蒙古产者品质最优。

【性味归经】味甘，性平。归心、肺、脾、胃经。

【功效主治】补脾益气，祛痰止咳，清热解毒，缓急止痛，调和诸药。用于溃疡病、肝炎、癔病、心律不齐、上呼吸道感染、支气管炎、支气管哮喘、胃痉挛、咽喉炎、泌尿道炎症等症。

对症处方

生脉散

【配　方】人参、麦冬各9克，五味子6克。

【制用法】水煎服。

【主　治】气阴两虚，口渴乏力。

炙甘草汤

【配　方】炙甘草、党参、生姜、火麻仁各9克，大枣、桂枝各3克，生地15克，阿胶6克。

【制用法】水煎服。

【主　治】气血两虚，心悸失眠。

黄花党参汤

【配　方】黄芪、党参各30克，五味子20克，麦冬10克，北柴胡3克。

【制用法】水煎服。每日1剂，15日为1个疗程。

【主　治】低血压。

地黄山药汤

【配　方】熟地黄、山药各24克，人参6克（或党参12克），菊花、麦冬、牡丹皮、泽泻、茯苓、五味子各10克，山茱萸、黄芪各15克。随证加减：气虚明显者，黄芪重用至20～30克；气阴两虚，舌红少苔者，人参或太子参20克；血虚者加当归；头晕甚者重用菊花，酌加桑叶；阴虚火旺者加黄柏、知母；夹湿邪者重用茯苓；腰膝酸痛、畏寒肢冷者加附子、肉桂适量。

【制用法】每日1剂，水煎3次，分3次服。

【主　治】低血压。

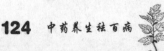

食疗药膳

人参煮羊肉

【原料】人参50克，枸杞子30克，肉苁蓉15克，羊肉250克，葱白、豆豉汁各适量。

【做法】①先把人参、枸杞子、肉苁蓉研成细末，再用1500毫升水浸泡两天。

②去渣滤出1000毫升药汁，加入羊肉和葱白、豆豉汁，炖煮至羊肉烂熟即可。

【功效】益气血，补脾肾。主治低血压属脾肾阳虚证。

清蒸人参鸡

【原料】人参15克，母鸡1只，火腿10克，水发玉兰片10克，水发香菇15克，精盐、料酒、味精、葱、生姜、鸡汤各适量。

【做法】①母鸡宰杀后除去毛和内脏，放入开水锅里烫一下，用凉水洗净；将火腿、玉兰片、香菇、葱、生姜均切成片。

②人参用开水润透，上笼蒸30分钟，取出。

③母鸡放在盆内，加人参、火腿、玉兰片、香菇及调味料，添入鸡汤（淹没过鸡），上笼在武火上蒸至烂熟。

④将蒸好的鸡放在大碗内，将人参（切碎）、火腿、玉兰片、香菇摆在鸡肉上（除去葱、生姜不用），将蒸鸡的汤倒在勺里，置武火烧开，撇去浮沫，调好口味，浇在鸡肉上即成。

【功效】大补元气，固脱生津，安神。

童参甘草汤

【原料】乌梅15克，太子参15克，甘草6克，白砂糖30克。

【做法】①将太子参、乌梅、甘草三味药放入沙锅。

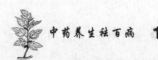

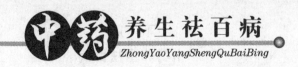
②加适量清水同煮约30分钟，再加适量白砂糖即可。

【功效】本品有补肺健脾，补气生津之功效。

风湿、类风湿性关节炎
Feng shi、lei feng shi xing guan jie yan

风湿性关节炎是一种常见的急性或慢性结缔组织炎症，可反复发作并累及心脏。临床以关节和肌肉游走性酸楚、重着、疼痛为特征。中医称本病为"三痹"。根据感邪不同及临床主要表现，有"行痹"、"痛痹"、"着痹"的区别。其病机主要为风寒湿邪三气杂至，导致气血运行不畅，经络阻滞所致。

类风湿性关节炎是一种以关节滑膜炎为特征的慢性全身性自身免疫性疾病，其发病与细菌、病毒、遗传及性激素有一定关系。临床以慢性对称性多关节肿痛伴晨僵、晚期关节强直畸形和功能严重受损为特征。中医称本病为"尪痹"。其病机为风寒湿热之邪留滞于筋骨关节，久之损伤肝肾阴血所致。

主治药材

◇ 五加皮

【形态特征】落叶灌木。茎或刺或有钩刺。掌状复叶互生，叶柄细长，光滑或有小刺；小叶5片，倒卵形至披针形，中间一片较大，边缘有钝锯齿，两面无毛或叶背散布小刺毛。夏季开小白色花，腋生或顶生，伞形花序。浆果球

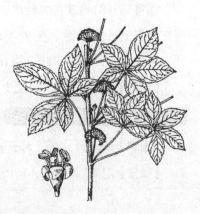

形，秋季成熟，蓝黑色。全年采其根。

【良品辨识】粗长、皮厚、整齐、气香、无木心者为良品。

【性味归经】味辛、苦，性温。归肝、肾经。

【功效主治】祛风湿，补肝肾，强筋骨。用于风湿痹痛，筋骨痿软，小儿行迟，水肿，脚气，风湿性关节炎等症。

◇ 独活

【形态特征】多年生草本。茎直立，带紫色，有纵沟纹。根生叶和茎下部叶的叶柄细长，基部成宽广的鞘，边缘膜质。叶片卵圆形，先端渐尖，基部楔形或圆形，边缘具不整齐重锯齿，两面均被短柔毛，茎上部的叶简化成膨大的叶鞘。双悬果，背部扁平，长圆形，基部凹入，背棱和中棱线形隆起，侧棱翅状，分果棱槽间油管1～4，合生面有油管4～5。花期7～9月，果期9～10月。

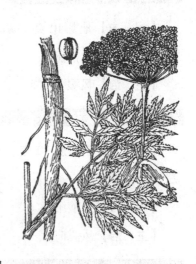

【良品辨识】条粗壮、油润、香气浓郁者为良品。

【性味归经】味辛、苦，性微温。归肝、膀胱经。

【功效主治】祛风除湿，通痹止痛。用于风湿性关节炎，类风湿性关节炎，风寒感冒，腰腿疼痛等症。

对症处方

五加皮散

【配　方】五加皮、木瓜、松节各30克。

【制用法】共研为细末。每次6克，每日2次。

【主　治】风湿骨痛，筋脉拘急。

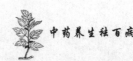

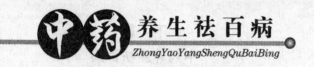

独活寄生汤

【配　方】防风6克，寄生10克，秦艽5克，独活9克。

【制用法】水煎服。

【主　治】风湿性关节炎。

地龙防己加皮汤

【配　方】地龙10克，防己10克，五加皮10克。

【制用法】水煎服。

【主　治】风湿关节痛。

三藤汤

【配　方】鸡血藤30克，当归藤30克，海风藤15克，五加皮15克，走马胎15克。

【制用法】水煎服。

【主　治】风湿痛。

独活地黄汤

【配　方】独活、青风藤、鹿角霜各15克，熟地黄30克，穿山甲（代）、当归、乌梢蛇、狗脊、木通各10克，田三七、炙甘草各3克。

【制用法】每日1剂，水煎2次，共取汁300毫升，早、晚饭后分2次服。

【主　治】类风湿性关节炎。

独活二防汤

【配　方】独活、防风、防己、白术、羌活、桂枝、当归、茯苓、甘草各10克，生黄芪30克，生姜2片，大枣5枚。

【制用法】水煎服。每日 1 剂。

【主　治】类风湿性关节炎。

食疗药膳

抗风湿药酒

【原料】五加皮、麻黄、制川乌、制草乌、乌梅、甘草、木瓜、红花各 20 克，60 度白酒 1000 毫升。

【做法】①将前 8 味切碎，置容器中，加入白酒，密封。

②浸泡 10～15 日后，过滤去渣，再加白酒至 1000 毫升，静置 24 小时，过滤即成。

【功效】祛风除湿，舒筋活血。适用于风湿性关节炎等症。

五加皮炖瘦肉

【原料】五加皮 15 克，瘦猪肉 150～200 克，盐适量。

【做法】①五加皮用清水稍泡、洗净。

②瘦猪肉用清水洗净、切块。

③沙锅内加适量水，放入五加皮和瘦猪肉，再加盐隔水煮至瘦猪肉熟烂即可。

【功效】滋阴去湿，添精益阳。

独活鲜皮酒

【原料】独活 45 克，白鲜皮 15 克，羌活 30 克。

【做法】①将前 4 味共研粗末，和匀备用。

②加入白酒适量，浸泡 5～7 日，过滤去渣即成。

【功效】祛风湿，益气血。

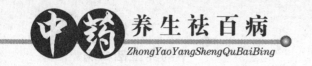
高脂血症

Gao zhi xue zheng

高脂血症是由各种原因导致的血浆中的胆固醇、甘油三酯以及低密度脂蛋白水平升高和高密度脂蛋白过低的全身质代谢异常的一种病。

主治药材

◇ 何首乌

【形态特征】多数地区有野生。3~4月生苗，然后蔓延在竹木墙壁间。茎为紫色，叶叶相对，像薯蓣但没有光泽。夏、秋季开黄白花，如葛勒花。种子有棱角，似荞麦但细小，和粟米差不多。秋、冬季采根，大的有拳头大，各有5个棱，瓣似小甜瓜，有赤色、白色两种，赤色为雄，白色为雌。8~9月采花，九蒸九晒，可以当粮食。

【良品辨识】个大身长、圆块状、质坚实而重、粉性足、外皮红褐色、断而无裂隙、断面红棕色、苦味浓、有梅花状纹理者为良品。

【性味归经】味苦、甘、涩，性温。归肝、心、肾经。

【功效主治】补肝益肾，养血祛风。用于动脉硬化、高血压病、冠心病、神经衰弱、高胆固醇血症、贫血、糖尿病、病后体虚、便秘、疟疾等症。

◇ 山楂

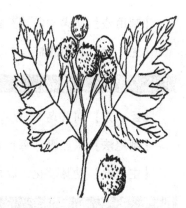

【形态特征】落叶乔木或灌木，高达8米。树皮暗棕色，多分枝，枝条无刺或有稀刺。叶片阔卵形、三角形至菱状卵形，先端尖，基部楔形，边缘有羽状裂片，上面绿色，有光泽，下面色较浅，两面脉上均被短柔毛。5月开花，萼片5个，绿色，花冠白色或淡红色。8～10月结果，梨果球形或圆卵形，直径约2.5厘米，深红色。

【良品辨识】北山楂以大颗、皮红、肉厚者为良品；南山楂以色红、质地坚实，味酸微甜者为良品。

【性味归经】味酸、甘，性微湿。归脾、胃、肝经。

【功效主治】消食积，散瘀血具有助消化、改善心肌缺血、强心、扩张冠状动脉、降血压、降血脂、抗动脉粥样硬化、收缩子宫等作用。

对症处方

何首乌汤

【配　方】制何首乌30克。

【制用法】取上药，加水300毫升，煎20分钟左右，取汁150～200毫升。分2次温服，每天1剂，20天为1个疗程。

【主　治】高脂血症。

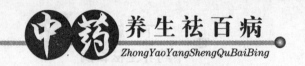

首乌山决饮

【配　方】首乌、草决明、山楂各 15 克，枸杞子 10 克，丹参 20 克。

【制用法】文火水煎当茶饮。

【主　治】高血脂症。

首乌山藤饮

【配　方】何首乌 15 克，钩藤 10 克，山楂 12 克，银杏叶 9 克。

【制用法】水煎服。每日 1 剂。

【主　治】动脉硬化，高血压，冠心病，高血脂。

首乌地黄汤

【配　方】巴戟天、制首乌、枸杞子各 10 克，生地黄 15 克。

【制用法】水煎，分 2 次服，每日 1 剂。

【主　治】高血脂。

泽泻山楂散

【配　方】泽泻 20 克，山楂、丹参、玉竹各 10 克。

【制用法】共研为细末。每次 6 克，每日服 2 次。

【主　治】高血脂症。

公英山楂散

【配　方】蒲公英 70 克，山楂、桑寄生、黄芪各 30 克，五味子 10 克。

【制用法】共研为细末。每次 2 克，每日 3 次，温开水送服，30 日为 1 个疗程。

【主　治】高血脂症。

 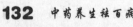

山楂荷叶饮

【配　方】山楂 30 克，荷叶 20 克，陈皮 6 克，白茅根 20 克。

【制用法】早上将药装入热水瓶内，沸水冲泡后当茶饮。

【主　治】肥胖病。

食疗药膳

首乌大枣粥

【原料】制何首乌 30 克，大米 100 克，大枣 5 枚，白砂糖或冰糖少许。

【做法】①将制何首乌择净，放入锅中，用冷水浸泡 10 ~ 30 分钟后，用水煎取汁液。加入大米、大枣同煮成粥。

②待粥煮熟时调入白砂糖或冰糖，再煮一二沸即成，每日 1 剂。

【功效】益气养血，滋补肝肾。适用于高血压，高血脂，冠心病等。

何首乌茶

【原料】绿茶、何首乌、泽泻、丹参各等量。

【做法】加水共煎，去渣饮用。每日 1 剂，随意分次饮完。

【功效】降脂、减肥。

山楂降脂饮

【原料】鲜山楂 30 克，生槐花 5 克，嫩荷叶 15 克，草决明 10 克，白糖适量。

【做法】①将以上四味一同放锅内加水煎煮，待山楂快烂时，将之取出捣碎。

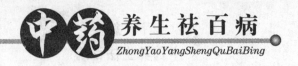
②再将山楂放入锅中煮10分钟，去渣取汁，调入白糖即可。

【功效】消食化积，活血化瘀，降脂。主治高脂血症。

骨质疏松

Gu zhi shu song

骨质疏松症是以骨组织显微结构受损、骨质变薄、骨小梁数量减少、骨脆性增加和骨折危险度升高的一种全身骨代谢障碍的疾病。骨质疏松症一般分两大类，即原发性骨质疏松症和继发性骨质疏松症。

骨质疏松症的症状主要表现为胸、背、腰、膝等部位疼痛，早期是腰背酸痛或不适，后期可遍布全身，时轻时重，活动量大或劳累时疼痛加重，但休息后即可得到缓解。腰背后伸受限，严重者可驼背，身高变矮。另易引发骨折、呼吸功能下降等后果。

中、老年人性激素分泌减少是导致骨质疏松的重要原因之一，而缺乏运动者也极易得骨质疏松症。

主治药材

◇ 威灵仙

【形态特征】多年生缠绕木质藤本，根茎呈柱状，长1.5~8厘米，根茎下着生多数细根，细根圆柱形，表面黑褐色或灰黑色。茎和小枝近无毛或有疏的短柔毛。叶对生，单数羽状复叶，纸质；小叶片卵形或卵状披针形，叶边缘全缘，两面近无毛或有疏生的短柔毛；叶柄通常卷曲攀缘他物。6~9月开花，花白色，组成圆锥状聚伞花序生于枝顶或叶腋。8~11月结果，果实扁卵形，有毛，果实顶端有伸长的白色羽毛。秋采根及根茎，鲜用或晒干备用。

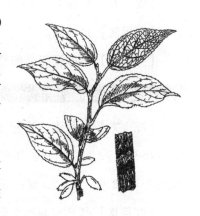

【良品辨识】根长、色黑、无地上残基者为良品。

【性味归经】味辛、咸，性温。归膀胱经。

【功效主治】祛风湿、通经络，消骨鲠。主要用于风湿痹瘤、跌打损伤、各种骨鲠咽等症。

❖ 杜仲

【形态特征】落叶乔木，高可达20米左右。小枝光滑，黄褐色或较淡，具片状髓。皮、枝及叶均含胶质。单叶互生；椭圆形或卵形，先端渐尖，基部广楔形，边缘有锯齿，幼叶上面疏被柔皮，下面毛较密，老叶上面光滑，下面叶脉处疏被毛；4~5月开花，花单性，雌雄异株，与叶同时开放，或先叶开放，6~9月结果，果实偏平，长椭圆形，长2~3.5厘米，周边有膜质状翅，内含种子1粒。

【良品辨识】皮厚、块大、去净粗皮、断面丝多、内表面暗紫色者为良品。

【性味归经】味甘，性温。归肝、肾经。

【功效主治】补肝肾，强筋骨，益肾安胎，降血压。用于腰肌劳损、先兆流产、高血压病等症。

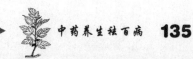

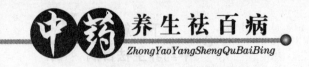
对症处方

风湿威灵方

【配　方】威灵仙72克，银环蛇4条，当归、土鳖虫、透骨草、防风各36克。

【制用法】共研为细末。每服3克，每日2次，开水送服，1月内服完。

【主　治】骨质增生。

杜仲汤

【配　方】杜仲10～15克。

【制用法】水煎服。

【主　治】肾虚腰痛、筋骨无力。

补骨枸杞方

【配　方】补骨脂、枸杞子、制何首乌各15克，黄芪20克，菟丝子、茯苓各12克，当归、怀牛膝、白术各10克。随证加减：有骨折者加骨碎补12克，三七3克；疼痛剧烈者加白芍15克，甘草5克。

【制用法】每日1剂，水煎至300毫升，分2次服。

【主　治】骨质疏松症。

强骨汤

【配　方】肉苁蓉、牛膝、狗脊、续断、桑寄生各10克。

【制用法】水煎服。每日1剂。

【主　治】肾虚腰痛腿软。

食疗药膳

威灵仙煮樱桃

【原料】威灵仙15克，樱桃250克，冰糖15克。

【做法】①将威灵仙煎取汁液50毫升；樱桃洗净，去杂质；冰糖打碎成屑。

②药液、樱桃放入炖杯内，加水300毫升，置武火上烧沸，再用文火煮25分钟，加入冰糖屑即成。

【功效】祛风湿，通经络，止疼痛。

杜仲羊骨粥

【原料】羊骨1节，杜仲10克，粳米50克，陈皮6克，草果2枚，姜30克，盐少许。

【做法】①羊骨洗净锤破；粳米淘洗干净；杜仲打成粉。

②羊骨、杜仲粉、姜、盐、草果、陈皮放入锅内，加清水适量，用武火烧沸后，转用文火煮至汤浓，捞出羊骨、草果、陈皮，留汤汁（撇去浮油）。

③另起锅，放粳米、羊骨汤（1000毫升），用武火烧沸后，再用文火煮至米烂粥成即可。

【功效】健骨强腰。

杜仲荷叶煨猪肾

【原料】猪腰1个，杜仲末10克，荷叶1张。

【做法】①猪腰洗净，挑去筋膜，切片，放入杜仲末。

②再用荷叶包裹，煨熟即可。

【功效】补益肝肾，强壮筋骨。

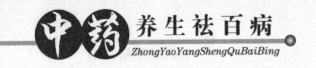
肩周炎

Jian zhou yan

肩周炎是以肩关节疼痛和活动不便为主要症状的常见病症。如得不到有效的治疗，有可能严重影响肩关节的功能活动，妨碍日常生活。本病早期肩关节呈阵发性疼痛，常因天气变化及劳累而诱发，以后逐渐发展为持续性疼痛，并逐渐加重，昼轻夜重，夜不能寐，不能向患侧侧卧，肩关节向各个方向的主动和被动活动均受限。肩部受到牵拉时，可引起剧烈疼痛。肩关节可有广泛压痛，并向颈部及肘部放射，还可出现不同程度的三角肌的萎缩。

主治药材

◇ 姜黄

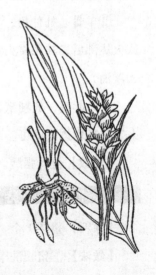

【形态特征】多年生草本，高约 1 米。根茎圆柱形，横走，其上生出多数不规则圆柱形、卵圆形或纺锤形侧生根茎，表面深黄色，有明显环节，断面橙黄色或金黄色，气芳香。须根粗壮，末端常膨大，呈纺锤形或卵圆形块根，表面灰褐色，断面黄色。叶基生，有长柄；叶片长圆形或椭圆形。花期 8～11 月。花茎由顶部叶鞘内抽出，花冠淡黄色；秋冬季结果，果实近球形。根茎和块根于冬季叶枯时采挖为佳。洗净，根茎、块根分开，除去细根，煮或蒸至透心，晒干，备用。

【良品辨识】表面有皱纹、质地坚实、横切面为金黄色、气味香浓的为良品。

【性味归经】味辛、苦，性温。归胃、肺经。

【功效主治】破血行气，通经止痛。用于高脂血症、冠心病、心绞痛、月经不调、风湿性关节炎、肩关节炎等症。

❖ 秦艽

【形态特征】为多年生草本，高 40 ~ 60 厘米。根强直。茎直立或斜上，圆柱形，光滑无毛，基部有纤维状残叶。叶披针形或长圆状披针形，茎生叶 3 ~ 4 对，稍小，对生，基部连合。花生于上部叶腋，成轮状丛生；萼膜质，先端有不等长的短齿；花冠筒状，深蓝紫色，着生于花冠管中部；子房长圆状，无柄，花柱甚短，柱头 2 裂。蒴果长圆形。种子椭圆形，褐色，有光泽。花期 7 ~ 8 月。果期 9 ~ 10 月。

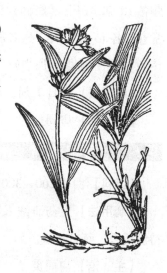

【良品辨识】质坚实、色棕黄、气味浓厚者为良品。

【性味归经】味苦、辛，性微寒。归胃、肝、胆经。

【功效主治】祛风除湿，和血舒筋，清热利尿。用于风湿性或类风湿性关节炎、肺结核、肾结核而见低热不退者、脑血管意外后遗症、黄疸型肝炎等症。

◀ 对症处方 ▶

姜黄归芍茶

【原料】姜黄、羌活各 6 克，当归 10 克，赤芍、白术各 12 克，甘草 3 克。

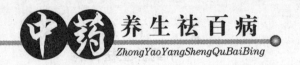

【做法】上药放入沙锅中，水煎2次，共取汁液约500毫升，代茶饮，每日1剂。

【主　治】肩周炎。

姜黄桑枝汤

【配　方】姜黄15克，桑枝20克，羌活、防风、桂枝、灵仙、血藤各10克，田七（磨调）5克。随证加减：肩热痛者去桂枝加忍冬藤、常春藤各15克；肩冷痛者加附片、淫羊藿各10克；气虚者加党参、黄芪各10克；血虚者加当归、川芎各10克。

【制用法】每日1剂，水煎，分2次服，6日为1个疗程。

【主　治】肩周炎。

芍蜈散

【原料】白芍200～300克，大蜈蚣10～12条，姜黄12～15克。

【制用法】上药研细末，每次12～15克，加水50～70毫升，煮沸待温后服，每日3次。

【主　治】肩周炎。

延胡寄生汤

【原料】桑寄生30克，苏木6克，钩藤、天麻、桂枝、葛根各12克，延胡索15克，川芎、川续断、补骨脂各10克。

【制用法】每日1剂，水煎服，6日为1个疗程，连用3～5个疗程。

【主　治】颈椎病。

秦艽汤

【原料】秦艽20克，黄芪20克，葛根20克，山茱萸肉10克，伸筋草10克，桂枝10克，姜黄10克，三七5克，当归12克，防风12克，甘草6克。

【**制用法**】水煎，加黄酒少许温服。

【**主 治**】肩周炎。

三烽秦艽散

【**原料**】豨莶草、羌活、独活、桂心、秦艽、川芎、海风藤、乳香、桑枝、当归各9克，蚕砂、木香、炙甘草各6克。

【**制用法**】水煎服。每日1剂，分2次温服，7日为1个疗程，连用2个疗程。

【**主 治**】肩周炎。

食疗药膳

姜黄山药泥

【**原料**】姜黄粉6克，山药1小段，五谷粉1~2包。

【**做法**】①山药去皮后，磨成山药泥放入杯子中。

②加入五谷粉、姜黄粉，再加入适量沸水调匀即成。

【**功效**】行气活血，通络止痛。

秦艽延胡索酒

【**原料**】秦艽、延胡索各50克，制草乌10克，桂枝、川芎、桑枝、鸡血藤各30克，姜黄、羌活各25克，白酒1000毫升。

【**做法**】①将前9味捣碎，置容器中，加入白酒，密封。

②浸泡7~10日后，过滤去渣即成。

【**功效**】祛风除湿，温经散寒，通络止痛。适用于肩周炎（早期）以及上肢疼痛等症。

秦艽木瓜酒

【**原料**】秦艽、川乌、草乌各6克，广郁金、羌活、川芎各10克，

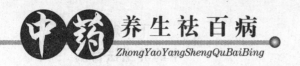

木瓜20克，全蝎2克，红花8克，透骨草、鸡血藤各30克，60度白酒1000毫升。

【做法】①将前11味捣碎或切片，置容器中，加入白酒，密封。②浸泡15日后，过滤去渣即成。

【功效】祛风散寒，舒筋通络。适用于肩周炎（偏寒、偏瘀型）等症。

阳痿

Yang wei

阳痿即勃起障碍，指男性在有性欲冲动和性交要求下，阴茎不能如愿勃起，还指勃起后不能维持足够的硬度，以致不能插入阴道或插入阴道后立即疲软。从病因上，阳痿可分为器质性阳痿和心理性阳痿。

阳痿的症状主要表现为房事不举，但睡梦中易举，也可表现为举思交合，但性交即痿，还可表现为举而不坚，不能持久。

导致阳痿的原因有很多，如精神方面的因索，手淫成习、性交次数过多、一些重要器官如肝、肾、心、肺患严重疾病，均可导致阳痿。此外，酗酒、长期过量接受放射线、过多地饮用安眠药、抗肿瘤药物、麻醉药品都可以导致阳痿的发生。

主治药材

◇ 巴戟天

【形态特征】藤本。根肉质肥厚，圆柱形，呈串珠状，外皮黄褐色。茎有纵棱，小枝幼时有褐色粗毛。叶对生，长椭圆形。头状花序，有小花1~3朵，排成伞形花序，花冠白色。核果球状至扁球状，成熟时红色。花期4~5月，果期9~10月。

【良品辨识】条大肥壮、呈链球状、肉厚色紫、木质心细者为良品。

【性味归经】味甘、辛，性微温。归肾、肝经。

【功效主治】补肾阳，强筋骨，祛风湿。用于肾阳不足，关节疼痛、性机能衰退、风湿性关节炎、不育不孕症等症。

◇ 鹿茸

【形态特征】仅雄鹿有角，雌鹿无角。角实心，起初是瘤状，紫褐色，布满茸毛，富有血管，成长后分枝，生长完全的共有4个枝叉。

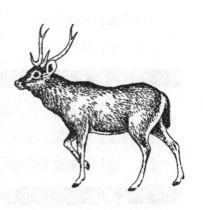

【良品辨识】茸形粗壮、饱满、皮毛完整、质嫩、油润、无骨棱者为良品。

【性味归经】味甘、咸，性温。归肝、肾经。

【功效主治】壮阳益精，强筋健骨，固崩止带，温补托毒。用于腰膝酸软、发育不良、神经衰弱、再生障碍性贫血、性机能减退等症。

对症处方

益气补精汤

【配　方】红参6克（或党参30克），锁阳、巴戟肉各12克，胡桃肉30克（分两次嚼食）。

【制用法】水煎服，1日2次，连服1~3个月。

【主　治】性欲减退，阳痿少精，精子活动率减低。

鹿茸丸

【配　方】鹿茸（酒蒸）30克，炙人参60克，五味子30克，熟附子20克，肉桂15克。

【制用法】研末，炼蜜为丸，温开水送服，每次3克。

【主　治】精血虚竭之阳痿遗精，口渴。

鹿苁散

【配　方】鹿茸3克，肉苁蓉30克，黄狗肾1只。

【制用法】共研成细粉，每次6克，每日2次，用黄酒送服。

【主　治】肾虚阳痿。

巴戟参汤

【配　方】巴戟天、淫羊藿各15克，枸杞子、人参各10克。

【制用法】水煎服。每日1剂。

【主　治】肾阳虚型阳痿。

鹿蛤散

【配　方】蛤蚧尾10克，鹿茸粉5克。

【制用法】研为细末。每日1剂，早、晚分2次空腹服。

【主　治】阳痿。

枸杞仙茅汤

【配　方】仙茅、淫羊藿各10克，枸杞子15克，韭菜子6克，甘草3克。

【制用法】水煎服。每日1剂。

【主　治】阳痿。

食疗药膳

巴戟蛙肉汤

【原料】巴戟天30克，干品蚌肉100克，生姜2片，盐适量。

【做法】①将蚌肉用清水浸透发开，洗净切片；巴戟天洗净。

②瓦煲内加适量清水，用大火煲至水沸后放入巴戟天、蚌肉、生姜。

③改用小火继续煲3小时左右，再加盐调味后，即可食用。

【功效】补肾壮阳。主治肾虚阳痿、腰膝酸软。

鹿茸扒猴头蘑

【原料】鹿茸粉6克，水发猴头蘑250克，冬笋25克，火腿25克，植物油75克，精盐2克，料酒10克，花椒水10克，鸡汤3000毫升，味精3克，葱10克，湿淀粉5克。

【做法】①将水发猴头蘑用水洗净，切成厚长片，正面向下，码在盘内；火腿、冬笋切成小片；葱切段，姜切块。

②炒锅内放植物油，烧热后，用姜、葱炝锅，加鸡汤、精盐、味精、冬笋、火腿片；再把猴头蘑、鹿茸粉放入锅内，用盖盖严，移在文火上煨10分钟，再用中火，加葱、姜，用湿淀粉勾芡，淋上明油，翻匀即成。

【功效】壮元阳，补血气，益精髓，强筋骨。

鹿茸人参童子鸡

【原料】鹿茸1克，人参3克，童子鸡1只，盐适量。

【做法】将鸡去毛及内脏，洗净，切为小块，和鹿茸、人参及少许盐一同放入锅内，加水适量，炖煮1～2小时至熟，吃肉喝汤。

【功效】益气壮阳。

早泄

一般认为，早泄是指男子在阴茎勃起之后，未进入阴道之前或插入阴道而尚未抽动时便已射精的现象。

据相关人员研究发现，80%以上的早泄患者是由精神因素引起的，如过度兴奋、郁闷、紧张等。另外，早泄与器质性疾病密切相关，例如，尿道炎、附睾炎、外生殖器先天畸形、多发性硬化、阴茎炎、脊髓肿瘤、慢性前列腺炎等都可反射性地影响脊髓中枢，引起早泄。

中医认为，早泄大多是虚症引起的。如阴虚火亢症，主要表现为阴茎易勃、手足心烦热、交媾迫切、腰膝酸软、夜寐易醒等；肾气不固症，表现为夜尿多、小便清长、体弱畏寒、阴茎勃起不坚等。

主治药材

◇ 肉苁蓉

【形态特征】多年生寄生草本，高 10～40 厘米。茎肉质肥厚，圆柱形，黄色，不分枝或有时从基部分 2～3 枝。叶鳞片状，黄褐色，覆瓦状排列，呈披针形或条状披针形，先端渐尖。5～6 月开花，花黄色，组成穗状花序圆柱形，花多数而密集；苞片卵状披针形，小苞片狭披针形，与花萼近等长，花萼 5 浅裂，裂片近圆形，花冠近唇形，5 裂，雄蕊 4 枚。6～7 月结果，果实椭圆形，内有多数种子。

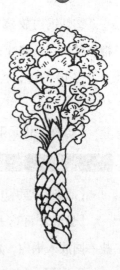

【良品辨识】条粗壮、密被鳞片、色棕褐。质柔润者为良品。

【性味归经】味甘、咸，性温。归肾、大肠经。

【功效主治】补肾阳，益精血，润肠通便。用于肾虚阳痿、腰膝冷痛、久婚不孕、老人习惯性便秘等症。

◇ 淫羊藿

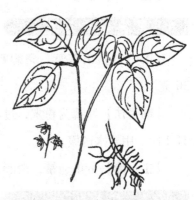

【形态特征】淫羊藿为多年生草本。根茎长，横走，质硬，须根多数。叶为 2 回 3 出复叶，小叶 9 片，有长柄，小叶片薄革质，卵形至长卵形，先端尖，边缘有刺毛状细齿，侧生叶，外侧呈箭形，叶面无毛，叶背面有短伏毛。3 月开花，花白色，组成圆锥形花序生于枝顶；花瓣 4 片；雄蕊 4 片。秋季结果，果卵圆形，长约 1 厘米，内有多数黑色种子。

【良品辨识】色青绿、无枝梗、叶整齐不碎者为良品。

【性味归经】味甘、辛，性温。归肾、肝经。

【功效主治】补肾阳，强筋骨，祛风湿。用于性神经衰弱、更年期高血压病、小儿麻痹症等症。

对症处方

苁蓉丸

【配 方】肉苁蓉、菟丝子、蛇床子、五味子、远志、续断、杜仲各等份。

【制用法】和蜜为丸，温水送服，每服 10 克。

【主 治】男子五劳七伤，阳痿不起。

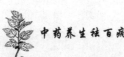

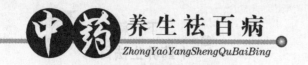
淫羊藿汤

【配　方】淫羊藿 9 克，土丁桂 24 克，鲜黄花远志 30 克，鲜金樱子 60 克。

【制用法】水煎服。

【主　治】阳痿、早泄。

黑芝麻苁蓉丸

【配　方】肉苁蓉、桑螵蛸、芡实各 15 克，莲子 18 克，黑芝麻 30 克。

【制用法】共捣为粉末，过筛，炼蜜为丸如梧子大。每次 9 克，每日 2 次，用开水送服。

【主　治】肾虚遗精，滑泄，小便频数。

苁蓉饮

【配　方】肉苁蓉 5 克，巴戟天 5 克，枸杞子 5 克，五味子 5 克。

【制用法】将五味子砸碎，肉苁蓉、巴戟天切成小碎块，与枸杞子一起置入茶杯内，倒入刚沸的开水，盖严杯盖，浸泡 20 分钟左右即可代茶饮，可反复加入沸水浸泡数次，直至无味，每日上午和晚上睡前各泡服 1 剂。

【主　治】肾阳不足，精血亏损的阳痿，早泄，遗精，滑精，白浊等。

食疗药膳

鹿胶苁蓉粥

【原料】鹿角胶 10 克，肉苁蓉 15 克，枸杞子 15 克，粳米 150 克，盐少许。

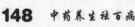

【做法】①将鹿角胶蒸化；肉苁蓉酒浸，去鳞片，洗净泥沙；枸杞子去果柄、杂质，洗净；粳米淘洗干净。

②将粳米、鹿角胶、肉苁蓉、枸杞子放入锅内，加水800毫升，置武火上烧沸，再用文火煮35分钟即成。食用时，加入少许盐。

【功效】补肾壮阳。

淫羊藿炒鸡肾

【原料】淫羊藿20克，鸡肾150克，韭菜50克，料酒15克，盐5克，味精3克，姜5克，葱10克，植物油50克。

【做法】①将淫羊藿洗净，用沸水100毫升煮6分钟，滤取药液。

②鸡肾洗干净，沥干水分；韭菜去黄叶、杂质，洗净，切3厘米长的段；姜切片，葱切段。

③将炒锅置武火上烧热，加入植物油烧至六成热时，下入姜、葱爆香，再下入鸡肾、韭菜、淫羊藿药液、料酒、盐、味精，炒熟即成。

【功效】补肾壮阳，强筋健骨，祛风除湿，止咳平喘。

淫羊藿蒸羊腰

【原料】淫羊藿20克，羊腰400克，姜5克，葱10克，盐5克，料酒10克，酱油10克，五香粉5克，白糖10克，香菜30克。

【做法】①将淫羊藿洗净，用200毫升水煎煮25分钟，滤取药液；羊腰洗净，切成两半，除去臊腺，洗净，切成腰花；香菜洗净，切成段；姜切片，葱切段。

②将羊腰花放入碗内，加入淫羊藿药液、姜、葱、盐、味精、料酒、酱油、五香粉、白糖，抓匀，腌渍35分钟。

③将羊腰花捞起，放入蒸碗内，置武火上蒸35分钟，停火；取出蒸碗，撒上香菜即成。

【功效】补肾壮阳，强筋健骨，祛风除湿，止咳平喘。

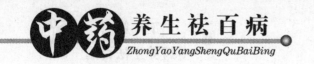

遗精

yi jing

中医将遗精分为两类。第一类是纵欲过度，或是自慰过于频繁，使得肾虚滑脱、气不摄精而造成遗精。患者会有头晕、目眩、耳鸣、心悸、健忘、失眠、腰膝酸软、精神委靡不振等现象。治疗上以温补肾精、固涩止遗为主。

第二类是看到色情图片或影片刺激，或在睡前过度兴奋，使得心火内扰。患者会出现睡眠不佳、多梦、烦热、心神不宁。治疗上以清心火为主。

西医将遗精分为生理性和病理性，主要是依年龄、身体状态、阴茎勃起、遗精后身体状态来判断。

生理性遗精常见于青少年或青壮年。遗精者的身体是健康、充满活力的，阴茎勃起正常，遗精的量多且黏稠，遗精后没有不适感。

病理性遗精较常见于中老年或体质不佳的男性。遗精者的身体是虚弱、疲惫的，常有房事过度、自慰过度、烟酒过度等问题；阴茎勃起时，经常是勃而不坚，坚而不久，遗精的量少且精液稀薄，遗精后容易出现疲惫现象。

青少年时期，每个月遗精 2～3 次算是正常现象，但如果次数太频繁，又伴有头晕、耳鸣、精神不振等症状，就属于病理性的遗精。

主治药材

◇ 芡实

【形态特征】一年生水生草本。具有白色须根及不明显的茎。初生叶沉水，箭形；后生叶浮于水面，圆形，直径 65～130 厘米，正面多皱

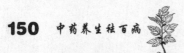

纹，反面紫色，两面均有刺；叶柄生叶底中央。花鲜紫红色，在水面平放，日开夜合。浆果带刺，如鸡头状。种子球形，黑色，坚硬，内含白色粉质胚乳。秋采种子，晒干去壳取仁入药。

【良品辨识】颗粒饱满、均匀、粉性足、断面白色、无碎末、无皮壳者为良品。

【性味归经】味甘、涩，性平。归脾、肾经。

【功效主治】健脾止泻，益肾固精，祛湿止带。用于遗精、慢性腹泻、小便不禁、带下。

✿ 菟丝子

【形态特征】一年生寄生草本。茎细柔呈线状，左旋缠绕，多分枝，黄色，随处生吸器，侵入寄主组织内。无绿色叶，而有三角状卵形的鳞片叶。花期7~9月。花白色，簇生；小花梗缺或极短；苞片及小苞片鳞状，卵圆形；花萼环状，裂片卵形或椭圆形；花冠短钟形，5浅裂，裂片三角形；雄蕊5个，花药长卵圆形，花丝几无；雌蕊短，子房2室，每室有2胚珠，花柱柱头头状。8~9月结果，蒴果扁球形，褐色，有宿存花柱；种子2~4粒，卵圆形或扁球形，黄褐色。

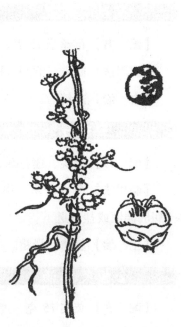

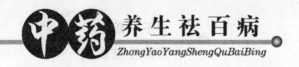

【良品辨识】粒饱满、质坚实、灰棕色或黄棕色者为良品。

【性味归经】味甘、性温。归肝、肾、脾经。

【功效主治】滋补肝肾，固精缩尿，明目，安胎，止泻。用于性机能减退、阳痿遗精、老年性白内障、先兆性流产等症。

对症处方

芡实大枣糊

【配　方】芡实粉30克，大枣肉、白糖适量。

【制用法】芡实粉先用凉开水打糊，放入滚开水中搅拌，再拌入大枣肉，煮熟成糊粥，加糖。

【主　治】遗精。

菟丝茯苓丸

【配　方】菟丝子25克，白伏苓15克，石莲肉10克。

【制用法】研末，酒糊丸梧子大。每服三五十丸，空腹盐汤下。

【主　治】遗精。

玉琐丹

【配　方】芡实、莲花蕊、龙骨、乌梅肉（焙干）各30克。

【制用法】分别研末，用煮山药糊为丸，如芡实大小，每服1粒，空腹时温酒或盐汤送下。

【主　治】梦遗、滑精。

金樱芡实汤

【配　方】芡实15克，莲须6克，金樱子30克。

【制用法】水煎分2次服，每日1剂。

【主　治】梦遗滑精。

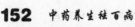

芡实山药汤

【配　方】芡实、山药各 30 克，莲子 15 克，伏神 6 克，枣仁 9 克，党参 3 克。

【制用法】每日 1 剂，水煎分 3 次服。

【主　治】梦遗、滑精。

芡实枸杞汤

【配　方】芡实、枸杞子各 20 克，补骨脂、韭菜子各 15 克，牡蛎 40 克（先煎）。

【制用法】每日 1 剂，水煎分 3 次服。

【主　治】遗精、滑精。

食疗药膳

桂圆芡实饮

【原料】桂圆肉、炒酸枣仁各 10 克，芡实 15 克。

【做法】桂圆、枣仁、芡实一起放入沙锅，加水煎煮 1 小时，取汁饮用。

【功效】养血安神、益肾固精。

菟丝子炒鸡蛋

【原料】菟丝子 15 克，鸡蛋 2 个，葱 10 克，盐 5 克，植物油 50 克。

【做法】①将菟丝子用文火炒香，研成细粉；鸡蛋打入碗内，用筷子搅散，放入盐、葱花、菟丝子粉，搅匀。

②将炒锅置中火上烧热，加入植物油烧至六成热时，用筷子边搅鸡蛋，边徐徐倒入炒锅内，当一面煎黄后，翻转过来，两面均煎黄即成。

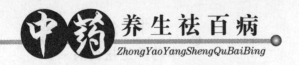
【功效】补肝肾，益精髓，明眼目，补气血。

芡实煲老鸭

【原料】芡实200克，老鸭1只（约2000克），葱15克，姜10克，盐、鸡精、料酒等调味料各适量，高汤2000毫升。

【做法】①芡实洗干净，用水浸泡至透。

②将老鸭开膛去内脏，洗净后，把芡实放入鸭腹中，然后把整只鸭子放入瓦堤内，加入高汤、姜、葱、料酒，用小火煲3小时左右，加盐、鸡精调味后即可。佐餐食用。

【功效】固涩益精，滋补肾阴。

第二章

外科疾病

疖 ------- Jie

疖是单个毛囊及其所属皮脂腺的急性化脓性感染。通常毛囊和皮脂腺丰富的部位容易生疖，如颈部、头部、面部、腋下、臀部等部位。初起时，皮肤出现红肿、疼痛的小硬结，以后逐渐增大，呈圆锥形隆起，疼痛也加重，数日后形成小脓栓，再过数日脓液排出，炎症逐渐消退，愈合后形成瘢痕。多个疖同时或先后发生在身体各部，称为疖病，常见于糖尿病病人或严重营养不良的患者。

中医将疖的发病原因归纳为内蕴湿热，外感热毒，毒邪阻于肌肤。治疗以清热利湿，凉血解毒为主。疖多发或反复发作，一般为阴虚血热，治疗应滋阴、清热、凉血。

主治药材

◇ 菊花

【形态特征】多年生草本，高60～150厘米。茎直立，有纵棱和短柔毛，叶互生，单叶，有短叶柄；叶片卵形或卵状三角形披针形，羽状浅裂或半裂，裂片顶端圆或钝，边缘有粗锯齿，叶背面有短柔毛。秋季开

花，组成头状花序生于枝顶或叶腋，头状
花序直径2.5~5厘米。药菊有的直径达
20厘米。边缘的舌状花多层，舌片白色
或其他颜色，中央的管状花多数，黄色，
气味清香。秋季结果，果实柱状，无毛。

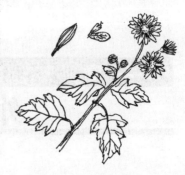

【良品辨识】花朵完整，颜色鲜艳，
气味清香，无杂质者为良品。

【性味归经】味甘、苦，性微寒。归肺、肝经。

【功效主治】疏风解毒，清凉散热，祛痰明目。用于风火头痛、伤
风感冒、咳嗽、喉炎、面疔发肿、疱疹、湿疹、蜂蜇、蛇伤。

◇ 连翘

【形态特征】落叶灌木，高2~4米。
枝细长，开展或下垂，嫩枝褐色，略呈四
棱形，散生灰白色细斑点，节间中空。叶
对生，叶片卵形、宽卵形或椭圆状卵形至
椭圆形，两面均无毛。花期3~4月，花黄
色，通常单朵或两至数朵生于叶腋，花先

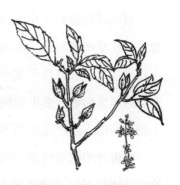

叶开放；花萼深4裂，边缘有毛；花冠深4裂，雄蕊2枚。果期7~9
月，果实卵球形、卵状椭圆形或长卵形，先端喙状渐尖，表面有多数凸
起的小斑点，成熟时开裂，内有多粒种子，种子扁平，一侧有翅。果实
初熟或熟透时采收。

【良品辨识】青翘以色绿、不开裂者为良品；老翘以色黄、瓣大、
壳厚者为良品。以青翘品质为优。

【性味归经】味苦、性微寒。归肺、心、小肠经。

【功效主治】清热解毒，消肿散结。用于急性扁桃体炎、淋巴结

  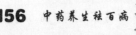

核、尿路感染、急性肝炎、过敏性紫癜、流行性腮腺炎、乳腺炎、感冒、流感、乙型脑炎、疖肿等症。

对症处方

金银菊花汤

【配　方】菊花15克，金银花、蒲公英、紫花地丁（或犁头草）各30克。

【制用法】水煎服。

【主　治】疖肿痈疮。

菊花外用方

【配　方】鲜菊花500克，或干菊花50克。

【制用法】鲜菊花捣烂，或干菊花煎液，外敷患处，每日数次。

【主　治】脓肿、痈肿。

马齿苋汤

【配　方】蒲公英、地丁、草河车、金银花各15克，连翘10克，黄芩8克，赤芍12克，马齿苋30克，防风6克。

【制用法】水煎服。

【主　治】疖肿。

公英汤

【配　方】蒲公英30克，野菊花、金银花各10克，甘草3克。

【制用法】水煎服。

【主　治】热疖疮毒，风火赤眼。

积雪茅根汤

【配　方】白茅根、积雪草、白花蛇舌草、一点红各30克。

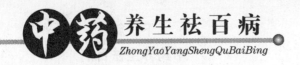

【制用法】水煎服。每日 1～2 剂。

【主　治】疖肿感染。

食疗药膳

菊花胡萝卜汤

【原料】菊花 6 克，胡萝卜 100 克，葱花、盐、鸡精、香油、清汤各适量。

【做法】①胡萝卜洗净切成片，放入盘中待用。

②锅中注入清汤，放入菊花、盐、胡萝卜后煮熟，淋上香油，撒入鸡精，出锅后盛于汤盆即可。

【功效】清热解毒、凉血。

菊花豆根汤

【原料】蒲公英 90 克，野菊花 90 克，北豆根 90 克，白砂糖 25 克

【做法】将北豆根、野菊花、蒲公英加水适量，煎煮约 20 分钟，滤取汁，加白砂糖搅匀，即可。

【功效】清热解毒。

痈　*Yong*

　　痈是多个相邻的毛囊及其所属皮脂腺或汗腺的急性化脓性感染，或由多个疖融合而成。痈的致病菌是金黄色葡萄球菌。多见于中老年男性，特别是糖尿病病人。好发于颈项、背部等皮肤厚韧部位。感染常从一个毛囊开始，由于皮肤厚，感染只能向阻力较弱的皮下组织蔓延，并

向四周扩散，再向上传入毛囊群，形成多个脓头。因此，痈的特点是初起肿块有多个粟粒样脓头，红肿，疼痛明显，病变范围较大，与周围组织界限不清，破溃后如蜂窝状，中央部坏死、溶解，形成塌陷。痈易向周围和深部发展，局部淋巴结常有肿大。痈的局部症状比疖重，常有全身不适、发热、畏寒、食欲不振等。唇痈容易引起颅内的海绵状静脉窦炎，危险性很大。

中医认为，本病的发病原因为过食肥甘厚味，湿热火毒内生；或情志不遂，气郁化火；或外受湿毒之邪，致气血运行失常，毒邪凝集于肌肤之内而成。

主治药材

◇ 金银花

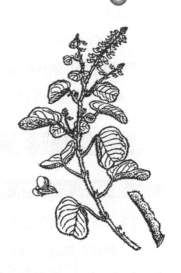

【形态特征】藤本。小枝紫褐色，有柔毛，叶对生，叶片卵形至长卵形，先端钝，急尖或渐尖，基部圆形。全缘；嫩叶有短柔毛，下面灰绿色。花成对生于叶腋。初开时白色，后变黄色；苞片叶状，宽椭圆形；小苞片近圆形；花萼5裂；花冠稍二唇形，上唇4裂，下唇不裂；雄蕊5，花柱略长于花冠。浆果球形，熟时黑色。

【良品辨识】花未开放、花蕾肥壮、色泽青绿微白、无枝叶、无熏头和油条、身干、有香气者为良品。

【性味归经】味甘，性寒。归肺、心经。

【功效主治】清热解毒，疏风通络。用于感冒发热，咽喉炎，细菌性痢疾，肠炎，痈疮疖肿，湿疹，丹毒，肺结核潮热，肩周炎，腰腿痛。

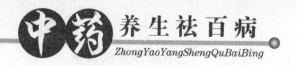
◇ 白花蛇舌草

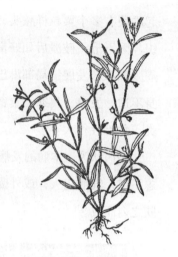

【形态特征】一年生草本，高 15～50 厘米。根圆柱状，白色。茎圆柱形。叶十字形，对生，无柄；叶片条形至条状披针形，全缘，上面深绿色，中脉下凹，下面淡绿色，中脉凸起；托叶 2 片，先端有小齿 1～4 枚。花从叶腋单生或成对生长；花冠白色，4 中裂。蒴果球状，灰褐色，两侧各有 1 条纵沟，顶端室背开裂。种子细小，淡棕黄色，具 3 个棱角。花期 7～9 月，果期 8～10 月。

【良品辨识】植株完整、带有花果、干燥无杂质者为良品。

【性味归经】味苦，性凉。归肺、大肠经。

【功效主治】消热解毒，消痈散结，清利湿热。用于咽喉肿痛、肺热咳嗽、肺痈、肠痈、黄疸、泻痢。

对症处方

金银花外用方

【配 方】野菊花、蒲公英、紫花地丁、金银花各 15 克。

【制用法】加适量白酒，炒热后装入纱布袋，热熨患处。每次 15 分钟，每日 3 次。

【主 治】痈肿未破溃者。

金银公英汤

【配 方】金银花、蒲公英各 30 克，薏苡仁 60 克，当归 15 克，生甘草 10 克。

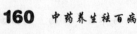

【制用法】水煎。每日1剂，分2次服。

【主　治】痈肿、溃毒。

白花蛇舌草汤

【配　方】鲜白花蛇舌草30~60克。

【制用法】水炖服，另以鲜草捣烂外敷。

【主　治】痈肿疮毒。

金银地丁汤

【配　方】黄柏、唐松草各10克，金银花30克，紫花地丁30克。

【制用法】水煎服。

【主　治】痈肿热痛。

茯苓汤

【配　方】土茯苓30克，金银花9克。

【制用法】水煎3次，加白糖少许，分数次服。

【主　治】痈疮肿毒。

食疗药膳

蒲公英银花粥

【原料】粳米100克，蒲公英60克，金银花30克。

【做法】先煎蒲公英、金银花，去渣取汁，再入粳米煮成粥。

【功效】清热解毒。

清热解毒皮蛋

【原料】鸭蛋800克，生甘草100克，金银花100克，鲜菊花100克，夏枯草100克，青蒿100克，纯碱350克，茶叶200克，生石灰1500克，食盐200克。

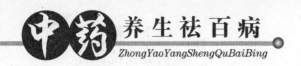

【做法】①先将生甘草、金银花、鲜菊花、夏枯草、青蒿、茶叶加水1.5千克煎沸。

②再加生石灰、纯碱、食盐，搅拌均匀。

③待料液冷却后，放入鲜鸭蛋，浸泡40天左右。

④待蛋壳表层缀有松针状结晶花纹时就可以食用。

【功效】清热解毒，凉血止血。

银耳炖白花蛇舌草

【原料】银耳（干）25克，地榆20克，白花蛇舌草30克，阿胶12克。

【做法】①银耳用温水泡软后洗净，加水适量，隔水蒸熟。将阿胶提前熔化。

②向锅内加地榆、白花蛇舌草煎煮后取汁液。

③将阿胶汁、地榆、白花蛇舌草汁调匀，与银耳混合后同服。

【功效】此菜具有清肺、益气的功效。具有益气、活血、润肠之功效，能增强人体免疫力，对肺癌患者有疗效。

跌打损伤

Die da sun shang

跌打损伤的程度各有不同。有皮肤损伤伴有局部肿痛，甚至青紫，有的发生扭伤、出血或瘀血。

主治药材

◇ 三七

【形态特征】多年生草本，茎高30～60厘米。主根粗壮肉质，倒圆

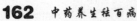

锥形或短圆柱形，外皮黄绿色或黄棕色，有数条支根，顶端有短的根茎，根茎横生。茎直立，圆柱形，无毛。叶轮生，小叶 3～7 片；小叶片椭圆形或长圆状倒卵形，6～8 月开花，花黄白色。8～10 月结果，果实肾形，长约 9 毫米，成熟时红色。种子球形，种皮白色。

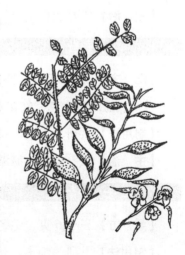

【良品辨识】根粗壮、颗粒大而圆、体重、质坚、表面光滑、断面灰绿色或黄绿色、味苦回甜浓厚者为良品。

【性味归经】味甘、微苦，性温。归肝、胃经。

【功效主治】散瘀止血，消肿镇痛。用于冠心病、心绞痛、高脂血症、上消化道出血、颅脑外伤、跌打瘀痛、外伤出血等症。

❖ 苏木

【形态特征】常绿小乔木，高 5～10 米。树干有小刺，小枝灰绿色，具圆形凸出的皮孔，新枝被微柔毛。叶为 2 回双数羽状复叶，全长 30 厘米或更长；圆锥花序，顶生，宽大多花，与叶等长，被短柔毛；花黄色，花瓣 5，其中 4 片圆形，等大，最下一片较小，上部长方倒卵形，基部约 1/2 处缩窄成爪状；雄蕊 10，花丝下部被棉状毛；子房 1 室。荚果长圆形，偏斜，扁平，厚革质，无刺，无刚毛，顶端一侧有尖喙，成熟后暗红色，具短茸毛，不开裂，含种子 4～5。花期 5～6 月，果期 9～10 月。

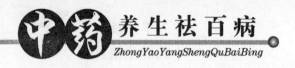

【良品辨识】粗大、质坚而重、色黄红者为良品。

【性味归经】味甘、咸，性平。归心、肝、脾经。

【功效主治】行血祛瘀，消肿止痛。用于跌打损伤、瘀肿疼痛、血滞经闭、产后瘀痛。

对症处方

三七外用方

【配　方】三七、血竭等量。

【制用法】共研末，外用。

【主　治】出血或瘀血。

三七散

【配　方】三七3~6克。

【制用法】磨甜酒内服或研末内服。

【主　治】跌打损伤。

八厘散

【配　方】苏木15克，麝香0.03克，制番木鳖3克，自然铜、乳香、没药、血竭各9克，红花6克，丁香1.5克。

【制用法】共研为细末。每服3克，日服2次，温酒调服。

【主　治】跌打损伤，瘀滞疼痛。

三七冬青散

【配　方】三七6克，毛冬青根皮30克。

【制用法】共研为细末，开水送服。

【主　治】跌打损伤。

桃红泽兰汤

【配　方】泽兰 10 克，桃仁 10 克，红花 10 克，归尾 10 克，赤芍 10 克，木香 6 克。

【制用法】水煎服。

【主　治】跌打损伤，内有瘀血。

虎杖当红汤

【配　方】虎杖 30 克，当归 15 克，红花 9 克。

【制用法】水煎，日服 3 次，每次加酒 1 小杯冲服。

【主　治】跌打损伤。

食疗药膳

三七蒸白鸭

【原料】三七 15 克，白鸭 1 只，料酒 15 克，姜 5 克，葱 10 克，胡椒粉 3 克，盐 3 克，鸡精 3 克，鸡油 30 克。

【做法】①将三七润透，切片；白鸭宰杀后去毛、内脏及爪；姜切片，葱切段。

②将三七、白鸭肉、料酒、姜、葱、胡椒粉同放蒸盘内，置武火大气蒸笼内蒸 35 分钟即成。

【功效】活血化瘀，止痛。

苏木酒

【原料】苏木粉 70 克。

【做法】研细末、用水酒各 500 毫升，煎取 500 毫升，分 3 份，早午晚空腹食用。

【功效】活血通经，祛瘀止痛。

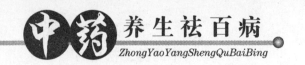

烧烫伤

shao tang shang

烧烫伤亦称灼伤。是指高温（包括火焰、蒸汽、热水等）、强酸、强碱、电流、某些毒剂、射线等作用于人体，导致皮肤损伤。可深在肌肉、骨骼。严重的合并休克、感染等全身变化。按损伤深浅分为三度。Ⅰ度烧伤主要表现为皮肤红肿、疼痛。Ⅱ、Ⅲ度烧伤主要表现为皮肤焦黑、干痂似皮革。无疼痛感和水泡。Ⅱ、Ⅲ度烧伤常常产生感染、脱水、休克、血压下降的表现。

主治药材

◇ 紫草

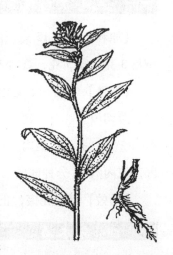

【形态特征】多年生草本，高30～90厘米，全株密生硬粗毛。根肥厚粗壮，圆柱形，长7～14厘米，直径1～2厘米，外皮紫红色，表面粗糙。茎直立，有糙伏毛和开展的糙毛。叶互生，叶片披针形或长圆状披针形，先端尖，基部狭，边缘全缘，两面有短糙伏毛。7～8月开花，花小，白色，排成镰状聚伞花序，生于茎枝上部，花萼5深裂；花冠裂片宽卵形；雄蕊5枚。9～10月结果，果实卵形，长约4毫米，灰白色，光滑。

【良品辨识】体稍软、表面色红、断面紫红、黄色木心小者（老条紫草）为良品。

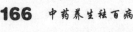

【性味归经】味甘、咸，性寒。归心、肝经。

【功效主治】解毒透疹、用于血热毒盛、麻疹不透、疮疡、湿疹、水火烫伤等症。

◇ 虎杖

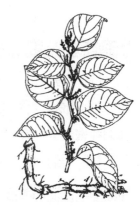

【形态特征】多年生灌木状草本，高约1米，全体无毛。根状茎横生于地下，表面暗黄色。茎中空，直立，分枝，表面散生多数紫红色斑点。单叶互生，阔卵形，先端短尖，基部阔楔形或圆形，叶脉两面均明显，叶缘具极小的锯齿，茎节上具膜质的托叶鞘，抱茎。6~8月开两性花，为顶生或腋生的圆锥花序，花小，白色。8~11月结果，果实三角形，黑褐色，光亮，包于花被内，花被在果熟时增大，有翅。

【良品辨识】条粗长、质地实、粉性大者为良品。

【性味归经】味微苦、酸性寒、归肝、胆、肺经。

【功效主治】祛风利湿、散瘀定痛，用于传染性肝炎、肺炎、烫伤、恶疮等症。

对症处方

紫草外用药

【配　方】紫草适量。

【制用法】煎汁涂，或用植物油溶解为软膏外用。

【主　治】火烫伤、湿疮。

虎杖膏

【配　方】虎杖根250克，鸡蛋清适量或10%中性甘油适量。

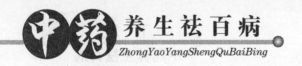
【制用法】虎杖根，加水1000毫升，煎沸半小时，过滤浓缩，冷后加鸡蛋清或10%中性甘油适量，外涂患处，每日2～3次，用药前先清净创面。

【主　治】烫火伤。

鸡蛋清外用方

【配　方】鸡蛋数枚，蜂蜜适量。

【制用法】将鸡蛋消毒，钻孔取蛋清于洁净器皿内，每100毫升加炼制蜂蜜液10～15毫升，调匀，薄涂伤处，每日2～3次。

【主　治】烧伤。

紫柏外用方

【配　方】紫草30克，黄柏15克，香油500毫升，冰片3克。

【制用法】先将紫草、黄柏捣碎，放入香油中熬后去渣，待凉后加入冰片，用时涂患处或用纱布条敷患处。

【主　治】水火烫伤，湿疹。

甘草膏

【配　方】甘草适量。

【制用法】取上药，研为极细末，加香油调成软膏，灭菌后贮存备用。用时将软膏外敷患处。

【主　治】烧伤。

芦荟外用方

【配　方】鲜芦荟叶适量，白糖少许。

【制用法】共捣烂，敷患处。

【主　治】烫、火伤。

食疗药膳

败酱紫草煎

【原料】败酱草 45 克，紫草根 15 克，红糖适量。

【做法】将上述两味中药放入水中煎煮，加入适量红糖服用。

【功效】本方具有清热解毒利湿的作用。

骨折

Gu zhe

由于外力的作用而破坏了骨的完整性或连续性，称为骨折。中医称为"骨伤"。表现为伤处严重肿胀、有剧痛、畸形出现，伤肢功能障碍，有假关节出现，局部压痛，有明显的骨擦音。X 线摄片，可观察到骨折错位情况。

主治药材

✿ 骨碎补

【形态特征】多年生草本，高 25～40 厘米。根茎粗壮肉质，横走，密生钻状披针形鳞片。叶有 2 种形状：不生孢子囊的叶无柄，卵圆形，枯黄色、红棕色或灰褐色，边缘浅裂，网状叶脉明显，在根茎上彼此复瓦状重叠；生孢子囊群的叶有短柄，长椭圆形，两面无毛，羽状深裂，裂片 7～13 对，

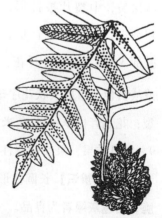

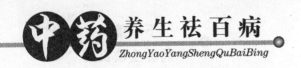
披针形，边缘有不明显的缺刻，网状叶脉明显的，孢子囊群圆形，沿裂片中脉两侧着生，2～4行，无囊群盖。

【良品辨识】质硬、易断、断面平坦、红棕色，气微弱、味微涩，有黄色点状维管束者为良品。

【性味归经】味苦、性温、归肝、肾经。

【功效主治】补肾壮体，续伤止痛，祛瘀活血。用于肾虚牙齿松动、牙痛、牙龈出血、跌打骨折、腰肌劳损、遗精、牙周病、脱发等症。

◇ 续断

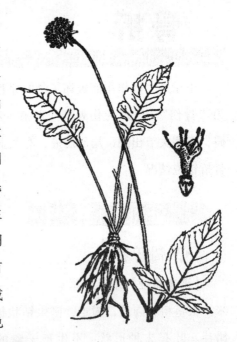

【形态特征】多年生草本，高60～130厘米。根圆柱形，表面黄褐色。茎直立，中空，有6～8条纵棱，棱上疏生下弯粗短硬刺和细柔毛。基生叶丛生，叶片琴状羽裂，顶端裂片大，卵形，两侧裂片3～4对，叶面密生白色刺毛或乳头状刺毛，叶背沿叶脉密生刺毛；茎生叶在茎之中下部为羽状深裂，中裂片披针形，边缘有粗锯齿，上部叶披针形，不裂或基部3裂。7～9月开花，花白色或淡黄色，组成头状花序球形，生于枝顶，基部有叶状总苞片；花萼4裂；花冠管长9～11毫米，基部狭缩成细管，顶端4裂；雄蕊4枚。9～11月结果，果实倒卵柱状，包藏在小总苞内。

【良品辨识】长圆柱形、表面灰褐或黄褐色，有扭曲沟纹，质硬而脆，内色灰绿者为良品。

【性味归经】味苦、辛，性微温。归肝、肾经。

【功效主治】补肝肾，强筋骨，续折伤，利关节，安胎，止崩漏。用于腰肌劳损，坐骨神经痛，习惯性流产，跌打损伤，筋断骨折，肝肾不足等症。

对症处方

骨碎补酒

【配　方】骨碎补50克，土鳖虫5克，酒适量。

【制用法】水煎去渣，加酒少许，分2次服，每日1剂，连服5~7天。

【主　治】骨折。

壮筋健骨汤

【配　方】熟地15克，杜仲、续断、狗脊各12克，当归、青皮各10克。

【制用法】水煎服。

【主　治】骨折。

马勃粉外用方

【配　方】马勃粉适量。

【制用法】敷于伤处，用纱布包扎，或马勃晒干研末撒之。

【主　治】骨折。

骨折外用方

【配　方】杜仲、红花、白芷、小松树根、铜绿各适量。

【制用法】共捣烂，复位后外敷伤处。

【主　治】外伤骨折。

接骨方

【配　方】鲜草珊瑚、接骨木、油茶根皮、一枝黄花、扶芳藤、菊

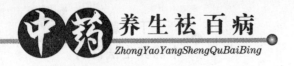
叶三七各等量，黄毛小鸡1只。

【制用法】复位后，将上药捣烂，外敷伤处。

【主　治】骨折。

急性乳腺炎

Ji xing ru xian yan

急性乳腺炎是由细菌感染引起的乳腺组织急性化脓性病变。多见于哺乳期和初产后3～4周的妇女。由致病菌金黄色葡萄球菌、白色葡萄球菌和大肠杆菌引起。病初仅表现为乳房部红肿热痛。如处理不及时。可形成脓肿、溃破或瘘管。常伴有皮肤灼热，畏寒发热。患乳有硬结触痛明显。同侧腋窝淋巴结肿大等症状。中医学谓之乳痈、吹乳。主要由于情绪不畅，肝气不舒，导致经络阻塞，气血瘀滞而发病。

主治药材

◇ 蒲公英

【形态特征】多年生草本，含白色乳汁。根深，表面棕黄色。叶簇生，有深浅不一的羽状分裂或不裂，叶柄带红紫色。花茎从叶间抽出，细长，中空，上产有毛，顶生1黄色（有时有淡红色条纹的）头状花。果小，褐色，顶端有白色长毛，形似降落伞，随风飘扬。几乎常年开花，以2～5月为最盛。

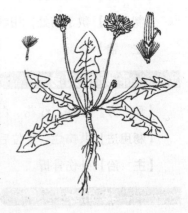

【良品辨识】身干、叶多、色灰绿、根完整、花黄、无杂质者为良品。

【性味归经】味苦、甘，性寒。归肝、胃经。

【功效主治】清热解毒、消痈散结、利湿通淋，用于外痈、黄疸、目赤肺痛等症。

◇ 赤药

【形态特征】生于山地草坡。多年生草本。根圆柱状或略呈纺锤状，粗肥。茎直立，无毛。茎下部叶为2回3出复叶，小叶窄卵形、披针形或椭圆形。花大，顶生并腋生；花瓣粉红色或白色；雄蕊多数。花期5～7月，果期6～8月。

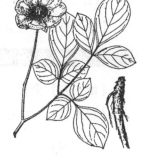

【良品辨识】条粗长、断面粉白色、粉性大者为良品。

【性味归经】味苦，性微寒。归肝经。

【功效主治】清热凉血，散瘀止痛。用于血小板减少性紫癜，冠心病，跌打瘀痛，脑震荡后遗症，月经不调等症。

对症处方

公英银花汤

【配　方】蒲公英、金银花、甘草各15克，连翘9克。

【制用法】水煎服。

【主　治】急性乳腺炎。

乳痛排脓汤

【配　方】黄芪、紫花地丁各30克，赤芍15克，炮山甲、皂刺各12克，当归、乳香、没药各10克。

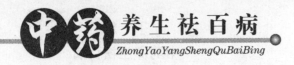

【制用法】水煎服。

【主　治】急性乳腺炎脓肿已成。

仙莲外用方

【配　方】半边莲100克，仙人掌（鲜品去刺）50克。

【制用法】水煎，早、晚分2次服。另取二药适量，捣泥外敷患处，每日2次，连用2日。

【主　治】急性乳腺炎。

金银鹿角汤

【配　方】金银花45克，鹿角霜15克，王不留行12克。

【制用法】黄酒1杯为引，水煎服。

【主　治】乳腺炎。

小蓟外用方

【配　方】鲜小蓟适量。

【制用法】蜜糖少许共捣烂敷患处。

【主　治】乳痈。

瓜络栝楼汤

【配　方】丝瓜络、全栝楼各30克。

【制用法】水煎，过滤留汁，再加入红糖适量，趁热服用，每日1剂，连服至见效止。

【主　治】急性乳腺炎。

食疗药膳

公英粥

【原料】蒲公英30克，粳米100克。

【做法】按常法煮成粥即可。

【功效】清热解毒，消肿散结。

蒲公英桔梗汤

【原料】蒲公英60克，桔梗10克，白砂糖少许。

【做法】将上述配料一起煎成汤。

【功效】对痈有一定疗效。

八珍母鸡汤

【原料】母鸡1500克，当归15克，党参15克，川芎10克，白术（炒）10克，赤芍药10克，香附10克，乌药10克，甘草（炙）5克，盐8克，料酒15克，味精2克，大葱10克，姜10克。

【做法】①将母鸡宰杀，去毛、去内脏、去血洗净。

②将母鸡放入沸水锅内烫3分钟，捞出沥水，切成大块。

③当归、西党参、川芎、炒白术、赤芍药、香附、乌药、炙甘草洗净，用干净纱布袋装好，扎口备用；姜切片，葱切段，备用。

④药袋、鸡块、生姜片、葱段、料酒、精盐放入沙锅内，倒入适量清水，用旺火煮沸，撇去浮沫。

⑤转用文火煨至鸡肉烂，放入味精，盛入汤碗内即成。

【功效】补气养血，适于气血两亏、身体羸瘦之人食用。

急性阑尾炎

Ji xing lan wei yan

阑尾是人体残余器官，呈圆管形，长约5～7厘米，直径约0.5厘米。急性阑尾炎是外科急腹症中最常见的一种疾病，属于"肠痈"范

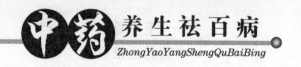

畴。本病若能早期诊断，早期治疗，可在短期内恢复健康。但若不加以重视，拖延治疗或处理不当，仍可危及生命，或出现严重并发症，必须引起注意。

腹痛是该病最常见且最显著的症状。典型的急性阑尾炎，腹痛开始为上腹部或脐周，个别病人可全腹痛，或持续性钝痛或胀痛，或局部持续性剧痛或反跳痛；伴有恶心、呕吐、食欲不振、腹胀、腹泻、便秘、发热、口渴、尿黄、舌质红、苔黄腻、脉洪数等症；白细胞增高。

主治药材

◇ 败酱草

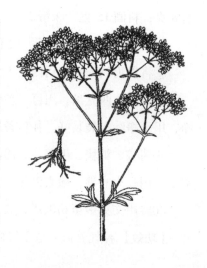

【形态特征】草本。根茎粗壮，须根较粗，有特殊臭气。茎直立，节间长。基生叶丛生，有长柄，叶片长卵形，先端尖，边缘有粗齿；茎生叶对生，几无柄，叶片羽状全裂或深裂，裂片3~11枚，顶裂片较大，两侧裂片披针形或条形，叶缘有粗锯齿，两面有粗毛。聚伞圆锥花序，顶生，花萼小；花冠筒状，先端5裂；雄蕊4；子房下位。瘦果椭圆形，有3棱。

【良品辨识】干燥、叶多、气浓，无泥沙杂草为良品。

【性味归经】味苦，性平。归肝、胃、大肠经。

【功效主治】清热解毒、排脓破瘀，用于肠痈、下痢、带下、目赤肿痛等症。

◇ 半枝莲

【形态特征】多年生草本，高 30 厘米左右。方茎，下部匍伏生根，上部直立。叶对生，卵状椭圆形至线状披针形，有波状钝齿，大小不一。花单生于叶腋。青紫色，外面有密柔毛。果实卵圆形。5～10 月开花，6～10 月结果。

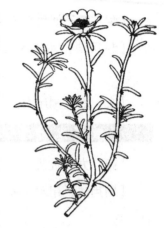

【良品辨识】色绿、味苦者为良品。

【性味归经】味辛、苦，性寒。归肺、肝、肾经。

【功效主治】清热解毒、利水消肿，散结抗癌的功效；用于毒蛇咬伤，痈肿疔疮，咽痛喉痹，湿热黄疸，泻痢，风湿痹痛，湿疹足癣，跌打损伤，水肿腹水，各种癌症。

对症处方

薏苡附子败酱散

【配　方】败酱草 10 克，制附子 6 克，薏苡仁 15 克。

【制用法】水煎服。

【主　治】阑尾炎脓已成，身无热者。

半枝莲汤

【配　方】半枝莲 30 克。

【制用法】水煎服。

【主　治】肝炎，阑尾炎，食管癌，胃癌，咽喉肿痛。

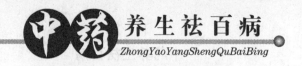

薏苡大黄外用方

【配　方】婆婆针 30 克，大黄 10 克，薏苡仁 30 克。

【制用法】水煎服；另取鲜婆婆针 60 克，捣烂敷右下腹，严密观察。

【主　治】阑尾炎。

败酱鬼针汤

【配　方】败酱草、鬼针草各 30 克。

【制用法】用水 3 碗，煎成 1 碗，频频呷服，每日 1 剂，重症者每日 2 剂。

【主　治】急性阑尾炎。

赤芍红花汤

【配　方】赤芍、丹参各 15 克，川芎、红花各 6 克。

【制用法】水煎服。

【主　治】冠心病，心绞痛。

食疗药膳

败酱粥

【原料】败酱 10 克，粳米 100 克。

【做法】常法煮粥，可按口味增加调料。

【功效】清热解毒。

半枝大枣饮

【原料】半枝莲 10 克，大枣五枚。

【做法】水煎，代茶饮。

【功效】清热解毒。

湿疹

湿疹是一种由多种内外因素引起过敏反应的急性、亚急性皮肤病。其临床特征分别为：急性湿疹为红斑、丘疹。水疱、脓疮、奇痒等，并在皮肤上呈弥漫性发布。

慢性湿疹由急性湿疹演变而来，反复发作，长期不愈。皮肤肥厚，表面粗糙。患部皮肤呈暗红色及有色素沉着，呈苔癣。男女老幼皆可发病，无明显的季节性。冬季较常发生。

主治药材

◇ 苦参

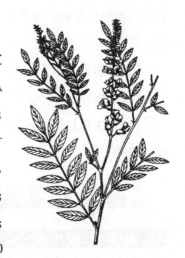

【形态特征】亚灌木。根圆柱状，外皮黄色。茎枝草本状，绿色，具不规则的纵沟。单数羽状复叶，互生；下具线形托叶；小叶有短柄，卵状椭圆形至长椭圆状披针形，先端圆形或钝尖，基部圆形或广楔形，全缘。总状花序顶生，被短毛；苞片线形；花期5~7月花淡黄白色；萼钟状，稍偏斜；花冠蝶形，旗瓣稍长，先端近圆形；雄蕊10个，雌蕊1个，子房上位，花柱纤细，柱头圆形。果期7~9月荚果线形，先端具长喙，成熟时不开裂。种子通常3~7枚，黑色，近球形。

【良品辨识】整齐、色黄白、味苦者为良品。

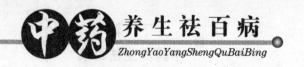
【性味归经】味苦，性寒。归心、肝、胃、大肠、膀胱经。

【功效主治】清热燥湿，杀虫止痒，利尿消肿。用于细菌性痢疾、湿疹、疥癣、急性传染性肝炎、滴虫性阴道炎等症。

◇ 苍耳

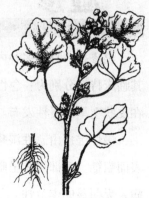

【形态特征】一年生草本，高 20～90 厘米。根纺缍状。茎直立，被灰白色糙伏毛。叶互生，有长柄，叶片三角状卵形，基出三脉，上面绿色，下面苍白色，被粗糙或短白伏毛。头状花序近于无柄，聚生，单性同株；雄花序球形，总苞片小，1 列，雄蕊 5；雌花序卵形，总苞片 2～3 列，小花 2 朵，无花冠，子房在总苞内，花柱线形，突出在总苞外。成熟的具瘦果的总苞变坚硬，绿色、淡黄色或红褐色，外面疏生具钩的总苞刺；瘦果 2，倒卵形，瘦果内含 1 颗种子。花期 7～8 月，果期 9～10 月。

【良品辨识】粒大饱满、色黄绿者为良品。

【性味归经】味辛、苦，性温。有小毒。归肺经。

【功效主治】散风除湿，通窍止痛，用于头痛、风湿痹痛、皮肤湿疹、瘙痒。

对症处方

苦参黄柏外用方

【配　方】苦参、黄柏、白矾各 15 克。

【制用法】加水煎汤，外洗患处，每日 3 次。

【主　治】湿疹。

苦参苍耳子外用方

【配　方】苦参、地肤子、蛇床子、苍耳子、朴硝各20克。

【制用法】将以上5味煎水，温热浴。

【主　治】湿疹。

五子方

【配　方】蛇床子、地肤子、苍耳子、大风子、黄药子各15克。

【制用法】上药煎水，洗患处。

【主　治】湿疹。

苦参麻油外用方

【配　方】苦参100克。

【制用法】取上药，置于麻油500毫升内浸泡1天后，用文火炸干枯，去渣过滤，装瓶备用。用时外搽患处，每天3次，10天为1个疗程。

【主　治】肛门湿疹。

苦参茵陈外用方

【配　方】茵陈30克，苦参20克，石菖蒲15克，千里光20克。

【制用法】煎水洗患处。

【主　治】湿疹。

湿疹洗浴方

【配　方】土茯苓、黄芩、白鲜皮各9克，茵陈、薏苡仁各12克，山栀、苦参各6克，蝉蜕3克，紫草、生石膏各10克。每日1剂，水煎服。外洗方，土茯苓、地肤子、苦参各30克，白矾6克，马齿苋60克，蛇床子15克。

【制用法】煎液，浓度为15%～30%，每日洗浴2次，每次20分钟。均以2周为一个疗程。

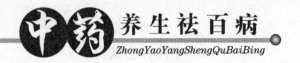
【主　治】小儿湿疹。

食疗药膳

苦参煮鸡蛋

【原料】苦参6克，鸡蛋2个，红糖60克。

【做法】①先将苦参加水400毫升，煎煮约30分钟，去渣取汁。

②将鸡蛋（不去壳）、红糖入汤内同煮，至蛋熟即可。

③鸡蛋趁热去壳，连蛋带汤服食。每日1次，4日为1疗程。

【功效】清热解毒，燥湿止痒。

脱肛

Tuo gang

　　脱肛是指肛管和直肠的黏膜层以及整个直肠壁脱落坠出。向远端移位，脱出肛外的一种疾病。本病多见于老人、小孩、久病体虚者和多产后妇女。中医称脱肛为直肠脱垂。脱肛发病原因与人体气血虚弱。机体的新陈代谢功能减弱，自身免疫力降低、疲劳、酒色过度等因素有关。

　　发病之初，患者可有肛门发痒、红肿、坠胀等表现。排便后脱出的黏膜尚能够自动收缩。但随着病情的加深。患者可能出现大便脓血、脱肛不收。此时则需要用手将直肠托回肛门。甚至严重的咳嗽、打喷嚏均可引起直肠再次脱出。脱出的黏膜、肠壁如不能及时收缩，时日一久就可引起肛门发炎、红肿、糜烂、溃疡，直到最后变成绞窄坏死。因此在病变中，若脱出部分摩擦损破、感受邪毒、酿湿生热、出现湿热之症，治疗则当先清利湿热。

主治药材

✧ 升麻

【形态特征】多年生草本，高 1～2

米。根茎为不规则块状，多分枝，呈结

节状，有洞状茎痕，表面黑褐色，直径2

～4厘米，须根多而细。茎直立，有疏柔

毛。叶互生，基生叶和下部茎生叶为2～

3回羽状复叶；小叶片长卵形或披针形，

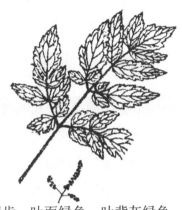

最下1对小叶常裂成3小叶，边缘有粗锯齿，叶面绿色，叶背灰绿色，

两面均有短柔毛。7～8月开花，花小，黄白色，排成圆锥花序长达45

厘米，生于枝顶；9月结果，果实密生短柔毛，长圆形略扁。

【良品辨识】个大，外皮绿黑色，无细根，断面深绿色者为良品。

【性味归经】味辛、甘，性微寒。归肺、脾、大肠、胃经。

【功效主治】发表透疹，清热解毒，升阳举陷。用于麻疹不透，急

性咽喉炎，牙周炎，子宫脱垂，胃下垂，脱肛等症。

✧ 市贼

【形态特征】多年生草本。根状茎横走。

茎多分枝，呈轮状，节明显，节间中空，表

面有纵棱。叶退化，轮生，下部连成筒状

鞘。孢子囊穗长圆形，顶生，黄褐色；孢子

叶帽状六角形，盾状着生，排列紧密，下生

5～6个长柱形孢子。

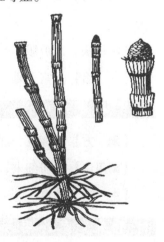

【良品辨识】茎粗长、色绿、质厚、不

脱节者为佳。

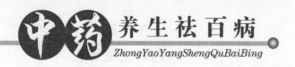
【性味归经】味甘、苦，性平。归肺、肝、胆经。

【功效主治】疏风散热，解肌，退翳。用于目生云翳、迎风流泪、肠风下血、血痢、脱肛、疟疾、喉痛、痈肿。

对症处方

升麻葛根汤

【配　方】升麻6克，葛根9克，赤芍6克，甘草4.5克。

【制用法】水煎服。

【主　治】麻疹不透、中气下陷、脱肛。

木贼外用方

【配　方】木贼适量。

【制用法】烧存性，为末，敷在肛门上，按之。

【主　治】脱肛历年不愈。

升麻黄芪汤

【配　方】升麻3克，黄芪20克，知母10克，柴胡5克，桔梗5克。

【制用法】水煎服。

【主　治】子宫下垂，胃下垂，久泻脱肛。

双皮外用方

【配　方】石榴皮、红枣树皮（炒）各6克，明矾3克。

【制用法】共研细末、每次便后清洗肛门，外敷患处。

【主　治】脱肛。

升麻党参外用方

【配　方】党参30克，升麻10克，甘草6克。

【制用法】水煎服；另取芒硝 30 克，甘草 10 克，加水 2000 ~ 3000 毫升，加热至沸 5 分钟，待温坐浴洗肛部，早晚各洗 1 次。

【主　治】脱肛。

党参黄芪汤

【配　方】柴胡 6 克，党参 12 克，黄芪 15 克，升麻 5 克。

【制用法】水煎服。

【主　治】子宫下垂，脱肛。

食疗药膳

党参升麻小米粥

【原料】党参 30 克，升麻 10 克，小米 50 克。

【做法】①水煎党参、升麻，去渣取汁。

②小米洗净，沥干，放入药汁中煮为稠粥。每日 2 次，空腹食。

【功效】升提中气。

人参升麻粥

【原料】人参 8 克，升麻 3 克，粳米 30 克。

【做法】①人参、升麻水煎取汁。

②粳米洗净，沥干，放入药汁中煮为粥。每日 1 剂，连服 1 剂。

【功效】补气摄血，升阳举陷。

破伤风

Po shang feng

破伤风是一种由破伤杆菌经伤口侵入肌体而引起的急性特异性感染

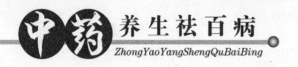

疾病。本病是风毒自创口而入，袭于肌腠筋脉，内传脏腑，筋脉拘挛，产生大量外毒素而作用于中枢神经系统。其症发前一般表现为乏力、多汗、头痛、嚼肌酸胀、烦躁，或伤口有紧张感觉，多是由头面开始，扩展到肌体和四肢，临床表现为牙关紧闭，语言不清，张口困难，颈项强直，面呈苦笑，角弓反张，屈肘、半握拳、屈膝等。如有异物刺激，皆能引起全身性、阵发性肌肉痉挛和抽搐，以致营卫失和肌腠经脉，筋脉肌肉痉挛，有的还会出现发热、头痛、畏寒等症状。严重者可因身体衰竭、窒息或并发肺炎而危及生命。

主治药材

◇ 防风

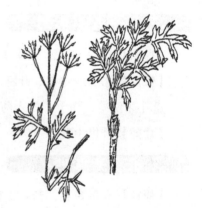

【形态特征】多年生草本，高30～80厘米。根粗壮，细长圆柱形或圆锥形，直径5～20毫米，表面淡黄棕色，根头处有纤维状叶残基和明显密集的环纹。茎单生，无毛，自基部分枝较多，有扁长的叶柄，基部有宽叶鞘。叶互生，长1.5～3厘米，宽2～7毫米，边缘全缘，两面均无毛；茎生叶与基生叶相似，但较小。8～9月开花，花白色，排成复伞形花序多数，生于枝顶；花瓣5片，无毛，先端有内折小舌片；雄蕊5枚。9～10月结果，果实狭圆形或椭圆形，嫩时有疣状突起，成熟时渐平滑。

【良品辨识】条粗壮、皮细而紧、无毛头、断面有棕色环、中心色淡黄者为良品。

【性味归经】味辛、甘，性微温。归膀胱、肝、脾经。

【功效主治】祛风解表，胜湿止痛，祛风止痉。用于伤风感冒，风湿性关节炎，荨麻疹，破伤风等症。

◇ 蝉蜕

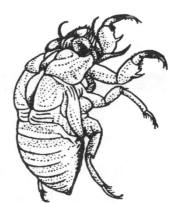

【形态特征】雌雄虫同形，体黑色，有光泽；雄虫体较长，长 4.4~4.8 厘米，雌虫体稍短；头部宽；复眼 2 个，淡黄褐色，单眼 3 个，位于复眼中央，排列呈三角形；触角 1 对，短小；翅 2 对，膜质透明，翅脉明显，前翅大，后翅小，翅基部黑褐色；雄虫有鸣器，雌虫则无；足 3 对，腿节上的条纹、胫节基部及端部均黑色；腹部各节黑色。羽化时脱落的皮壳（蝉蜕）外形似蝉而中空，椭圆形而弯曲，长约 3 厘米，宽约 2 厘米，表面棕黄色，半透明；腹部有足 3 对，有黄棕色细毛。此物的成虫多栖息在平原或山区的阔叶树上，盛夏时雄蝉长鸣不休，交尾后即死去，雌蝉在树皮下产卵。蝉羽化时爬至树干上，蜕壳留在树枝上。

【良品辨识】色红黄、体轻、完整、无泥沙者为良品。

【性味归经】味甘，性寒。归肺、肝经。

【功效主治】疏散风热、透疹止痒、止痉，用于风热头痛、皮肤瘙痒、目赤翳障、麻疹初起、破伤风等症。

对症处方

玉真散

【配　方】防风、南星、白芷、天麻、羌活、白附子各等份。

【制用法】共为末，每服 6~9 克，每日 2~3 次，黄酒送服。

【主　治】破伤风。

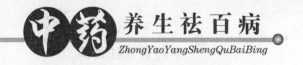
追风散

【配　方】葱汁、蝉蜕适量。

【制用法】将蝉蜕研为末，加葱汁调匀，涂于破处，流出恶水，立效。

【主　治】破伤风。

蝉蜕糊

【配　方】蝉蜕适量。

【制用法】去头足，焙干后研成细末。成人每天 2 次，每次 45～60 克，用黄酒 90～120 毫升调成稀糊状，口服或经胃管注入。新生儿用 5～6 克，黄酒 10～15 毫升，入稀粥内调成稀糊状，做 1 次或数次喂之。儿童用量按年龄增减。在整个治疗过程中蝉蜕末用量随痉挛症状缓解而递减。

【主　治】破伤风。

定命二蛇散

【配　方】定命散，白花蛇、乌梢蛇各 1 条。

【制用法】取颈后二寸，酒洗取肉，全蜈蚣 1 条，酒炙，共研为末，每服三钱，用温酒调服。同时注射破伤风抗毒素。

【主　治】破伤风，项强身直。

僵防汤

【配　方】钩藤、蜈蚣、防风各 3 克，白附片、全蝎各 2 克，白僵蚕 5 克。

【制用法】水煎服。每日 1 剂。同时注射破伤风抗毒素。

【主　治】新生儿破伤风。

 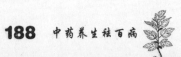

食疗药膳

人参猪腰粥

【原料】粳米 100 克，猪腰子 90 克，人参 10 克，防风 15 克，磁石 30，葱 3 克，姜 3 克，盐 2 克。

【做法】①先用水煎磁石，后加入防风，取汁去渣。

②将人参单煎，取汁兑入磁石、防风药汁中。

③猪腰子洗净，去膜，细切。葱、姜切末。

④猪腰子与粳米同入药汁中煮粥，并加入姜末、葱末、盐等佐料，煮熟即可。

【功效】益肾填精，聪耳开窍。

白花蛇祛湿酒

白花蛇 200 克，江米酒 1000 克，羌活 100 克，当归 100 克，天麻 100 克，秦艽 100 克，五加皮 100 克，防风 50 克，箬叶适量。

【做法】①将白花蛇去头，以部分江米酒洗，润透，去皮，去骨、刺，取肉 200 克。

②将以上各药锉碎，以生绢袋盛之，入酒坛内，悬起安置，入江米酒醅五壶浸袋，以箬叶密封安坛于大锅内，水煮 1 次，取起，埋阴凉地下 7 天后取出。

③每日饮 1～2 杯，将渣晒干碾末，酒糊丸梧子大，每日 50 丸，用煮酒吞下。

【功效】活血化瘀，舒筋活络。

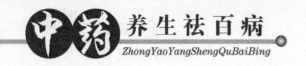

第三章 妇科疾病

月经不调

Yue jing bu tiao

月经不调泛指月经的周期、经期、经色、经质的异常。包括月经期提前（先期）、月经期推后（后期）、月经先后无定期、月经量多、月经量少、经期延长。月经不调的病因很多，常见的有阳盛血热，迫血下行；中气虚弱，血失统摄；营血亏损，冲任血虚；气失宣达，阻滞冲任；瘀血内停，血不归经等。月经不调的治疗重在调经治本，根据不同的病因采取不同的治疗方法，补肾健脾，理气活血，使气血调和，阴阳相和。

主治药材

◇ 当归

【形态特征】多年生芳香草本，高达1米。茎直立，稍带紫色，具明显纵沟纹。叶互生，2～3回奇数羽状分裂，叶片卵形，小叶3对，叶面深绿色，膜质有光泽，边缘重锯齿状或缺刻，叶柄基部扩大成鞘状长达叶柄的一半。花白色，顶生复伞形花序，花期6～7月。双悬果。带有翼形附属物；果期7～8月。

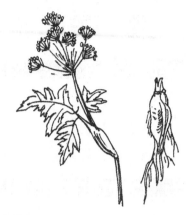

【良品辨识】油润，外皮棕黄或黄褐色、断面色黄白、主根粗壮、质坚实、香味浓郁者为良品。

【性味归经】味甘、辛，性温。归肝、心、脾经。

【功效主治】补血调经，活血止痛，润肠通便。用于贫血症、经前紧张、月经不调、子宫内膜炎、附件炎、宫颈炎、盆腔炎、不孕症、血栓闭塞性脉管炎、神经痛、冠心病、慢性气管炎、神经性皮炎、肝炎、小儿麻痹后遗症等。

◇ 香附

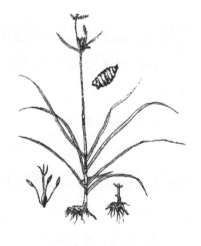

【形态特征】多年生草本，高30厘米左右，地下有蔓延的匍匐茎和外皮黑色的块茎。地上茎三角形。叶细长，丛生，深绿色，有光泽。花生于茎顶，红褐色，花下有4～6片苞叶。果实长三棱形，成熟时灰黑色，外有褐色毛。6～7月开花。

【良品辨识】个均匀，表面毛少、气香者为良品。

【性味归经】味辛、微苦、微甘，性平。归肝、脾、三焦经。

【功效主治】行气解郁，调经止痛。用于月经不调、痛经、慢性肝炎、慢性胃炎、胃及十二指肠溃疡、妇女乳腺增生、乳腺炎等症。

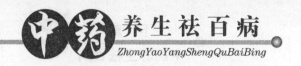

对症处方

四物汤

【配　方】当归、白芍各10克，川芎6克，熟地15克。

【制用法】水煎服。

【主　治】血虚证，月经不调，经闭不行。

当归茯苓汤

【配　方】当归、茯苓各12克，柴胡、白芍、白术各10克，薄荷、甘草各6克。

【制用法】水煎，分2次服，每日1剂。

【主　治】气滞型月经不调。

解郁逍遥汤

【配　方】柴胡、当归各6克，杭白芍15克，香附5克，川楝子10克。

【制用法】水煎服。

【主　治】月经不调，经量减少，经前胁肋胀痛、少腹作痛。

香参益母汤

【配　方】香附12克，丹参15克，益母草12克，白芍10克。

【制用法】水煎服。

【主　治】痛经，月经不调。

香附益母红糖饮

【配　方】香附（炒）9克，益母草20克，红糖20克。

【制用法】将前二味煎水去渣，冲红糖服，每日1剂，连服3~5天。

【主　治】月经不调。

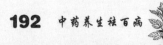

解郁调经汤

【配　方】柴胡、白芍、当归、茯苓、白术各 15 克，甘草 6 克，生姜 3 片，薄荷 3 克。

【制用法】水煎服。每日 1 剂。

【主　治】肝郁胁痛，神疲食少，或兼月经不调。

食疗药膳

当归羊肉

【原料】羊肉 250 克，当归 100 克，生姜、葱、盐各适量。

【做法】①将羊肉洗净，切块；当归煎成药汁，然后用当归汁煮羊肉。

②待羊肉煮透，再加入生姜、葱、盐煮至熟烂即可。

【功效】温阳散寒，养血活血。

当归芝麻红糖饮

【原料】当归尾 9 克，川芎 6 克，陈皮 6 克，半夏 6 克，黑芝麻粉 50 克，红糖 50 克，米酒 20 毫升。

【做法】①药材洗净，用 3 碗水煎煮成 1 碗药汁备用。

②将黑芝麻粉加入米酒及药汁，然后加入红糖拌匀即可。

【功效】活血调经，祛湿化痰。

香附鸡肝

【原料】鸡肝 100 克，鸡肉 200 克，香附 10 克，洋葱 2 个，萝卜 1 个，芹菜、粉条、油豆腐、酒、白砂糖、酱油、鸡汤各适量。

【做法】①先将香附切细，用水 2 杯，文火煎约 1 小时，将汤汁煎成半量时，用布滤过，留汁备用。

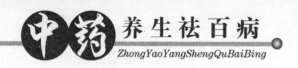
②将鸡肝、洋葱切块，萝卜切片，芹菜切成3~4厘米长的段，粉条在热水里浸软切短，油豆腐切开。

③锅内先用鸡肉垫底，将鸡肝放在鸡肉上面，再将洋葱、萝卜、芹菜、粉条、油豆腐铺放在最上层，加酒3茶匙，并放入香附汁、白砂糖、酱油，加鸡汤适量。

④先用大火煮开，继用小火煮烂即可食用。

【功效】温经行气。

痛经

Tong jing

女子在经期或经行前后出现下腹疼痛、腰酸或者腰骶部酸痛、下腹坠胀，甚则可出现剧烈疼痛，并可伴有恶心、呕吐、腹泻、头晕、冷汗淋漓、手足厥冷，影响日常工作、学习和健康者，称其为痛经。本病以青年妇女多见。

痛经一般分为原发性痛经和继发性痛经两类。原发性痛经指生殖器无器质性病变，因经血流通不畅致子宫痉挛性收缩而引发痛经，又称功能性痛经。继发性痛经指因生殖器官器质性病变引起的痛经，如子宫内膜异位症、急慢性盆腔炎、生殖器肿瘤等。原发性痛经妇科检查无异常发现。

中医认为，本病多为肝肾亏虚，气血不足、寒邪滞凝，气滞血瘀所致，当以益气养血、补益肝肾、活血散寒、理气化瘀为治则。

主治药材

◆ 红花

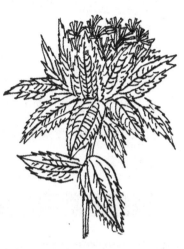

【形态特征】1年生草本，高40～90厘米，全体光滑无毛。茎直立，基部木质化，上部多分枝。叶互生，质硬，近于无柄而抱茎；卵形或卵状披针形，基部渐狭，先端尖锐，边缘具刺齿；上部叶逐渐变小，成苞片状，围绕头状花序。花序大，顶生，总苞片多列，外面1～3列呈叶状，披针形，边缘有针刺；内列呈卵形，边缘无刺而呈白色膜质；花托扁平；管状花多数，通常两性，橘红色。果期8～9月。瘦果椭圆形或倒卵形，基部稍歪斜，白色，红花的花可入药。孕妇慎用。

【良品辨识】质干、花冠长、色红艳、质柔软、无枝刺者为良品。

【性味归经】味辛，性温。归心、肝经。

【功效主治】活血通经，散瘀止痛。用于经闭、痛经、恶露不行、癥瘕痞块、跌打损伤、疮疡肿痛等。

◆ 延胡索

【形态特征】多年生草本。块茎呈扁圆球状，外皮灰棕色，内面浅黄色。茎直立，纤细。基生叶与茎生叶同形，基生叶互生，有长柄；2回3出复叶，全裂，末回裂片披针形或长椭圆形，全缘。总状花序，花紫红色，苞片阔披针形；萼片小，早落；花瓣有钜。蒴果线形。花期4月，果期6～7月。

【良品辨识】个大饱满、质坚硬而脆、断面黄色发亮、角质、有蜡

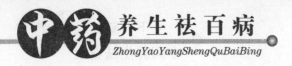
样光泽者为良品。

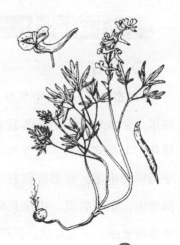

【性味归经】味辛、苦，性温。归肝、脾、心经。

【功效主治】活血行气，散瘀止痛。用于各种内脏疾病所致疼痛、神经痛、月经痛、脑震荡头痛、外伤疼痛、冠心病、胃及十二指肠溃疡、慢性睾丸炎、睾丸结核等症。

对症处方

桃红散

【配　方】桃仁、红花各30克，醋香附、益母草各120克。

【制用法】共为散。每服6克，每日2次黄酒冲服。

【主　治】痛经。

延胡血余散

【配　方】延胡索8克，血余炭4克。

【制用法】共为末。1日内分3次黄酒或温开水冲服。

【主　治】痛经。

当归延胡丸

【配　方】延胡索（去皮，醋炒）、当归（酒浸，炒）各30克，橘红60克。

【制用法】共研为末，酒煮米糊和药制梧桐子大的药丸。每服100丸，空腹以艾醋汤送下。

【主　治】妇女痛经。

  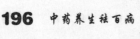

桃红归芍丸

【配　方】苏木5克，赤芍、归尾、牛膝、桃仁各9克，生地黄、琥珀各2克，川芎、红花、香附、五灵脂各6克。

【制用法】共研为细末，制丸如梧子大。每次6克，每日2~3次。

【主　治】行经腹痛。

延胡归芍散

【配　方】延胡索、当归、赤芍、炒蒲黄、肉桂各15克，姜黄、乳香、没药、木香各9克，甘草6克。

【制用法】共研为细末，每次6克，每日2次，用温开水送服。

【主　治】痛经。

延胡香泽汤

【配　方】泽兰15克，木防己15克，延胡索12克，香附10克。

【制用法】水煎服。

【主　治】痛经。

食疗药膳

红花里脊

【原料】红花6克，猪里脊肉300克，酱油15克，花椒油5克，料酒10克，盐0.5克，味精1克，姜1克，清汤50毫升，豆油50克。

【做法】①将猪里脊肉切成食指粗的长条，再切成三角块，放点酱油拌匀；姜切末。

②将酱油、花椒油、料酒、清汤、盐、味精放碗内，兑成汁水。

③放姜炝锅，放里脊片滑散后，放红花，接着把兑好的汁水也

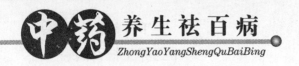

倒入锅内，翻炒均匀即成。

【功效】活血通经，消肿止痛。

红花粥

【原料】红花6～10克，粳米50～100克，桃仁10～15克，红糖适量。

【做法】先将桃仁捣烂如泥，与红花一并煎煮，去渣取汁，同粳米煮为稀粥，加红糖调味。

【功效】活血，通经。

延胡红糖姜茶

【原料】延胡索6克，桂枝9克，姜片5片，红糖3～4匙。

【做法】①将药材洗净放入药袋中，与姜片一同放入锅中，加水煮开后，小火煎煮20分钟。

②加入红糖，再煮沸2分钟即可。

【功效】温经散寒，暖宫止痛。

闭经

Bi jing

中医将闭经称为经闭，多由先天不足、体弱多病、或多产房劳、肾气不足、精亏血少、大病久病、产后失血；或脾虚生化不足、冲任血少；或情态失调、精神过度紧张；或受刺激、气血阻滞不行；或肥胖之人多痰多湿、痰湿阻滞冲任等引起。女人如果超过18岁还没有来月经、或未婚女青年有过正常月经、但已停经3个月以上、都叫闭经。前者叫原发生闭经，后者叫继发生闭经。有些少女初潮距第二次月经间隔几个月，或一两年内月经都不规律，两次月经间隔时间比较长，都不能算闭经。这是因为她们的生殖器官还没有发育成熟、卵巢的功能还不完善，属于正常的生理现象。

主治药材

◇ 益母草

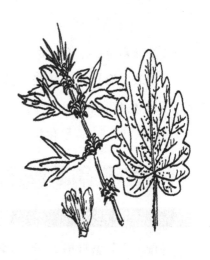

【形态特征】一年或两年生草本。茎直立，方形，单一或分枝，被微毛。叶对生；叶形多种，叶有长柄，叶片略呈圆形，基部心形；最上部的叶不分裂，线形，近无柄，上面绿色，下面浅绿色，两面均被短柔毛。花期6~8月，花多数，生于叶腋，呈轮伞状；苞片针刺状；花萼钟形，花冠唇形，淡红色或紫红色，上下唇几乎等长，上唇长圆形，尤以上唇为甚；果期7~9月。小坚果褐色，三棱状（茺蔚子），长约2毫米。夏季旺长，花未开时，割取地上部分，晒干。

【良品辨识】质嫩、叶多、色灰绿者为良品。

【性味归经】味苦、辛，性微寒。归肝、心、膀胱经。

【功效主治】活血祛瘀，利水消肿，消肿解毒。用于月经不调、子宫脱垂、急性肾炎水肿、高血压病等症。

◇ 马鞭草

【形态特征】多年生草本，高30~80厘米，茎四棱形，近基部为圆形，上有硬毛；叶对生，近于无柄；叶片圆形或倒卵形，不规则的羽状分裂或具锯齿状，两面均披短硬毛。6~8月开两性花，花呈紫色或蓝色，排成穗状花序生于枝顶。萼5齿裂；花冠2唇状5裂；雄蕊4枚，2长2短，不外露。7~10月结果，呈长圆形，苞藏于苞萼内，长约2毫米。

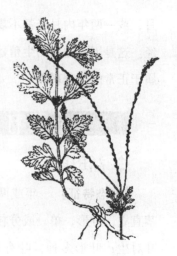

【良品辨识】干燥、色青绿、常花穗、无根、无杂质者为良品。

【性味归经】味苦，性凉。归肝、脾经。

【功效主治】活血散瘀，截疟，清热解毒。用于疟疾、痛经、牙周炎、咽喉肿痛、疔疮疖肿、肝炎、肝硬化腹水。

对症处方

通经汤

【配　方】益母草25克，当归15克，黄芪12克，香附9克。

【制用法】水煎服，每日1剂。

【主　治】闭经。

马鞭草汤

【配　方】马鞭草30克，艾叶6克。

【制用法】水煎服，每日1剂。

【主　治】闭经。

益母红糖饮

【配　方】益母草15克。

【制用法】取上药，加红糖30克，水煎。每天1剂，连服2~4剂。

【主　治】闭经。

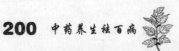

路路通益母汤

【配　方】片姜黄15克，当归、赤芍、川芎、丹参、桃仁各10克，益母草、路路通各20克，红花、甘草各6克。

【制用法】每日1剂，水煎，分3次服。于每月上旬连服9剂，如月经仍未通，再服9剂，一般3个月可见效。

【主　治】闭经。

通经散

【配　方】莪术（醋炒）、三棱（醋炒）各30克，牛膝、红花、苏木各15克。

【制用法】研末。每次30克，水煎，空腹服。

【主　治】闭经。

食疗药膳

益母草红糖鸡蛋

【原料】益母草30克，鸡蛋2个，红糖适量。

【做法】将益母草与鸡蛋一同放入锅中，煮至蛋熟，剥去蛋壳，加红糖再煮片刻，吃蛋，喝汤。

【功效】活血化瘀通经。

益母草土豆牛肉

【原料】益母草9克，茯苓9克，牛膝3克，牛肉片250克，马铃薯2个，胡萝卜1根，洋葱1颗，蒜头5瓣，毛豆少许，砂糖5大匙，酒3大匙，味霖（即料理米酒）2大匙，酱油2大匙，太白粉1小匙。

【做法】①药材洗净，用3碗水煮成1碗药汁备用。

②牛肉对切后加入太白粉、酱油、酒拌匀。

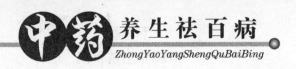
③马铃薯切滚刀块，胡萝卜切小块，洋葱切块，蒜头切成末。

④起油锅放入蒜末爆香，再加入牛肉炒至八分熟后捞起。

⑤爆香蒜末，先放入一半洋葱炒香，再加入马铃薯、胡萝卜、酱油、糖、味霖、酒、药汁，盖上锅盖用中火煮至入味，再加入另一半洋葱翻炒。

⑥接着放入牛肉炒匀，再盖上锅盖煮至收汁。

⑦起锅前再加入酱油翻炒盛盘，最后再撒上熟毛豆即可。

【功效】祛痰除湿，活血通经。

崩漏

Beng lou

中医将崩漏分为虚、热、瘀三型。

"虚"，是指气虚。典型症状是经血颜色很淡，无血块，多发生于青春期或更年期，为无排卵性子宫出血，此为正常生理现象；但是若发生在育龄期，多为排卵功能不良性子宫出血，则为病理现象，多是由于内分泌失调所致，患者容易疲劳、头晕、流汗、喘气，以至于不爱说话，说话轻声无力。

"热"，是指血热。典型症状是经血颜色鲜红或深红，黏稠，偶有小血块，往往是感染所致，慢性子宫炎最为常见。睡不好、口干舌燥、小便颜色黄、大便干结不易解出，也是本症的症状。

"瘀"，是指血瘀。典型症状是经血颜色紫黑，黏稠而多血块，经前会胀乳，来潮时下腹会胀痛，按压时痛得更剧烈。临床上常有子宫内膜异位症、肿瘤等问题。

主治药材

◇ 艾叶

【形态特征】多年生草本。全株密被白色茸毛。茎直立，上部多分枝。叶互生，3~5深裂或羽状深裂，裂片椭圆形或椭圆状披针形，边缘有不规则锯齿，上面被蛛丝状毛，有白色密或疏腺点，下面密生白色毡毛。头状花序，钟形，花带紫红色，多数。边缘膜质。瘤果椭圆状。无毛。花期7~10月。

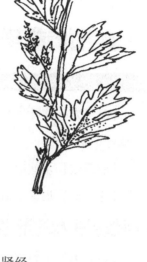

【良品辨识】背面灰白色、香气浓郁、质柔软、叶厚色青者为良品。

【性味归经】味苦、辛，性温。归肝、脾、肾经。

【功效主治】散寒止痛，温经止血，理气安胎。用于功能性子宫出血、月经不调、先兆流产、湿疹、疥癣等症。

◇ 茜草

【形态特征】多年生蔓性草本。根细长，金黄色或橙红色。茎方形，具四棱，疏生细倒刺。叶4片轮生，有长柄；卵形或卵状披针形，先端渐尖，基部心形，全缘，叶柄、叶缘和叶反面均有细刺。秋季，梢头叶腋开淡黄色小花，排成圆锥状聚伞花序。结球形肉质浆果，成熟时黑色。

【良品辨识】条粗大、表面红棕色、断面黄红色者为良品。

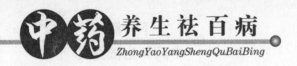

【性味归经】味苦、咸，性寒。归心、肝经。

【功效主治】凉血止血，活血祛瘀，通经。用于吐血、衄血、崩漏下血、经闭瘀阻、外伤出血、关节痹痛、跌打肿痛。

对症处方

胶艾四物汤

【配　方】艾叶、当归各9克，芍药、地黄各12克，川芎、阿胶、甘草各6克。

【制用法】水煎服。

【主　治】崩漏下血，月经过多或妊娠下血。

三炭仙鹤汤

【配　方】茜草炭（茜草炒至表面黑色）15克，地榆炭12克，棕榈炭12克，仙鹤草15克。

【制用法】水煎服或与鸡蛋煎服。

【主　治】血崩。

芍艾归黄汤

【配　方】艾叶10克，当归10克，地黄10克，白芍10克，川芎3克。

【制用法】水煎服。

【主　治】月经过多，妊娠下血，产后出血腹痛。

茜草丹皮饮

【配　方】茜草15克，荆芥炭9克，牡丹皮10克，乌贼骨9克。

【制用法】水煎服，经前1周每日1剂，连服5~7天。

【主　治】月经先期，量多，血色深红。

侧柏地黄汤

【配　方】侧柏叶 15 克，生地黄 15 克，墨旱莲 10 克，茜草炭 10 克，制女贞子 10 克。

【制用法】水煎服。

【主　治】月经过多。

食疗药膳

艾叶糖溜鲤鱼

【原料】艾叶 6 克，杜仲 9 克，何首乌 9 克，枸杞子 9 克，鲤鱼 1 尾，白糖 200 克，酱油 1 大匙，米醋 120 克，米酒 1 大匙，太白粉 100 克，盐 1 小匙，蒜、姜、葱适量，水 1 碗半。

【做法】①将药材洗净，用 3 碗水煎成 1 碗药汁备用。

②鲤鱼去鳞、内脏、两鳃，于身两侧约 2.5 厘米处各划数刀，提起鱼尾使刀口张开，将米酒、盐撒入刀口稍腌。

③将药汁、酱油、米酒、醋、白糖、盐、太白粉对成芡汁。

④在刀口处撒上太白粉后，将鱼放在热油中炸至外皮变硬，再以微火浸炸 3 分钟，最后以大火炸至金黄色，捞出盛盘。

⑤将已备好的芡汁下锅煮至浓稠，再放入葱、姜、蒜稍加拌匀，最后淋在鱼身即可。

【功效】温肾调经止崩漏。

艾叶糯米红枣粥

【原料】艾叶 10 克，糯米 150 克，红枣 4 颗，红糖适量。

【做法】①艾叶洗净；糯米淘净；红枣洗净，去核。

②锅内放入艾叶，加入水 300 毫升，小火煎煮 20 分钟，去渣取液。

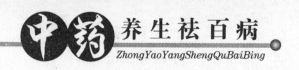

③将艾叶药液、糯米、红枣同放锅里，加清水 800 毫升，大火烧沸，改小火煮 35 分钟，加入红糖拌匀即成。

【功效】温中益气、养血止血。

白带异常

Bai dai yi chang

白带的情况会随着女性生理周期而变化。正常状况下，排卵期白带较多，呈透明水状，像蛋清；月经来临前，白带颜色会变白或略带黄色，而且较稠；月经过后白带又恢复透明状态。以上情况属于正常生理性白带。

如果白带量增多，颜色变黄或带有血丝，黏稠如脓如涕，伴有腥臭味，或出现豆腐渣样的凝块，就是病理性白带。

中医在治疗白带异常之前，会先询问患者有关分泌物的色、质、味，然后将病情分为四型，前两型多属念珠菌感染，后两型多与性行为有关。

"脾虚型"为白色分泌物，像唾液，无味。患者脸色苍白，脸部、下肢皆会浮肿，易倦怠，大便偏软。

"肾虚型"为白色分泌物，质清却多量，无味。患者怕冷，常腰酸背痛，尿频且尿色淡，大便水泻。

"湿热型"为黄色分泌物，质黏稠，气味臭。患者会口臭，阴部瘙痒灼热，少尿且尿色黄，排便不顺，大便黏稠臭秽。治疗以清热利湿、止痒止带为原则。

"湿毒型"为黄绿色分泌物，甚至带血，呈脓性或豆腐渣样，有腐臭味。患者阴部会红肿热痛，容易发怒，少尿且尿色深黄或偏红。治疗以清热解毒、除湿止带为原则。

西医诊治白带异常时，多分为感染性或肿瘤性。前者可能是淋球菌、衣原体、念珠菌、阴道滴虫等所引起，且多半和性行为感染有关，但糖尿病、使用抗生素、怀孕、衣裤太紧、肥胖、免疫力降低时，也可能造成念珠菌感染。

后者，当白带中有血丝时，应格外提高警觉，极可能是子宫颈糜烂或长息肉，甚至是子宫颈癌、输卵管癌。

主治药材

◇ 白果

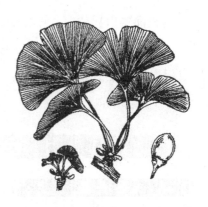

【形态特征】落叶乔木，高可达30米。树干直立，树皮灰色。叶在短枝上簇生，在长枝上互生。叶片扇形，叶柄长2~7厘米。花单性，雌雄异株；雄花呈下垂的短柔荑花序，有多数雄蕊，花药2室，生于短柄的顶端；雌花每2~3个聚生于短枝枝上，每花有1长柄，柄端两杈，各生1心皮，胚珠附生于上，通常只有1个胚珠发育成熟。种子核果状，倒卵形或椭圆形，淡黄色，被白粉状蜡质；外种皮肉质，有臭气；内种皮灰白色，骨质，两侧有棱边；胚乳丰富，子叶2。花期4~5月。果期7~10月。

【良品辨识】粒大、壳色黄白、种仁饱满、断面色淡者为良品。

【性味归经】味甘、苦、涩，性平。有毒。归肺经。

【功效主治】敛肺定喘，止滞浊，缩小便。用于肺结核，慢性气管炎，痰喘咳嗽，小便频数，遗尿，白带，小儿肠炎。

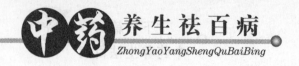
◇ 千日红

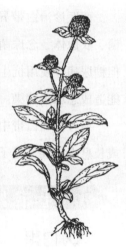

【形态特征】一年生草本，高约50厘米。茎粗壮，有毛，枝微有四棱，节部较膨大，略呈紫红色。叶对生，具短柄，椭圆形至倒卵形，先端尖或钝，基部楔形，全缘，上面粗糙具毛，下面有白软毛，边缘有纤毛。头状花序顶生，淡紫色、深红色或白色，球形，基部有叶状苞片；花被5个，线状披针形，外面密花丝愈合成管状，先端5浅裂，粉红色；花柱线形，柱头2裂。胞果圆形。种子扁豆形。

【良品辨识】洁白、鲜红或紫红色、花头大而均匀者为良品。

【性味归经】味甘、性平、归肺经。

【功效主治】清肝、散结、止咳定喘，用于头风、目痛、气喘咳嗽、小儿惊风等症。

对症处方

易黄汤

【配 方】炒山药、炒芡实各30克，黄柏6克，车前子3克，白果10枚。

【制用法】水煎服，每日1次。

【主 治】白带异常。

千日红汤

【配 方】千日红10克。

【制用法】水煎服。

【主 治】白带异常。

芡实白果汤

【配　方】芡实 15 克，白果 6 克，车前草 5 克，筋骨草 10 克。

【制用法】水煎服，每日 1 剂。

【主　治】湿热带下。

芡实茯苓汤

【配　方】茯苓、金樱子各 7 克，赤石脂 6 克，芡实 15 克。

【制用法】每日 1 剂，水煎，分数次服。

【主　治】赤白带下。

萆薢薏苡汤

【配　方】萆薢 10 克，芡实、薏苡仁各 15 克。

【制用法】水煎服。每日 1 剂。

【主　治】白带量多。

食疗药膳

白果鸡蛋

【原料】白果，研细粉，另取鸡蛋打 1 小孔。

【做法】将白果粉从孔中放入，饭上蒸熟食。

【功效】止滞浊。

千日红煲猪肉

【原料】千日红 30 克，猪肉适量。

【做法】常法煲吃。

【功效】止滞浊。

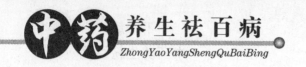

不孕症

Bu yun zheng

　　育龄夫妇同居两年以上，因女方病理原因而不能生育的。称为女子不孕。女子不孕分为原发不孕和继发不孕。有正常性生活、配偶生殖功能正常，未避孕而不受孕者为原发性不孕；如果曾一度怀孕，但此后就未能受孕为继发性不孕。女性不孕的原因有生殖道堵塞、生殖道炎症、卵巢机能不全和免疫因素等。此外，严重的生殖系统发育不全或畸形、全身性疾病、营养缺乏、内分泌紊乱、肥胖病、神经系统功能失调等也会影响卵巢功能和子宫内环境而导致不孕。

主治药材

◇ 仙茅

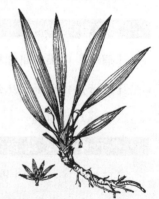

　　【形态特征】 多年生草本。高 10～40 厘米。根茎长，可达 30 厘米，圆柱形，肉质，外皮褐色；根粗壮，肉质。叶基生，3～6 片，狭披针形，长 10～25 厘米，基部下延成柄，向下扩大成鞘状，有散生长毛。花茎极短，藏于叶鞘内，花被下部细长管状，上部 6 裂，黄白色。蒴果椭圆形，种子球形。

　　【良品辨识】 身干、粗壮、质硬、色黑者为良品。

　　【性味归经】 味辛，性热。有毒。归肾、肝、脾经。

　　【功效主治】 补肾壮阳，散寒除痹。用于性机能减退、风湿性关节炎、更年期高血压等症。

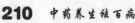

◇ 海马

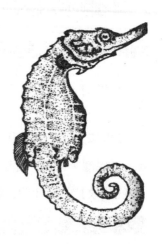

【形态特征】海马产于南海，外形如马，长 5 ~ 6 寸，属于虾类，背弓起，有竹节纹，雌者为黄色，雄者为青色。

【良品辨识】个大、色白、体完整、坚实、洁净者为良品。

【性味归经】味甘，性温。归肝、肾经。

【功效主治】温肾壮阳，散结消肿。用于阳痿、遗尿、肾虚作喘、癥瘕积聚、跌打损伤；外治痈肿疔疮。

对症处方

不孕二仙汤

【配　方】仙茅、仙灵脾、肉苁蓉、巴戟天各 10 克。

【制用法】水煎服。

【主　治】女子不孕。

海马散

【配　方】海马 1 对。

【制用法】研末，每次 1 克，温酒送服。

【主　治】女子宫冷不孕。

菟丝寄生丸

【配　方】炒菟丝子 40 克，桑寄生、续断、阿胶各 20 克。

【制用法】共研为粉末，炼蜜为丸。每次 10 克，每日 2 次。

【主　治】滑胎不孕。

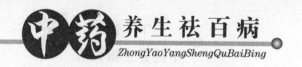
食疗药膳

仙茅助阳酒

【原料】仙茅（用黑豆汁浸 3 日，九蒸九晒）200 克，白酒 1000 毫升。

【做法】①将上药切碎，置容器中，加入白酒，密封。

②浸泡 7 天后，过滤去渣即成。

【功效】补肾壮阳，祛风除湿。

仙茅羊肉汤

【原料】仙茅 9 克，巴戟天 6 克。羊肉 500 克，生姜 30 克，葱白 4 根，米酒 1 碗，胡椒少许，盐少许。

【做法】①羊肉氽烫去血水，洗净备用。

②仙茅、巴戟天洗净放入药袋中备用。

③葱切段，姜拍碎。

④锅中加入 10 碗水，再放羊肉、药包、米酒、葱、姜以小火炖 1.5 小时至羊肉烂熟，最后酌加盐、胡椒粉调味即可。

【功效】温肾养宫助孕。

阴道炎

Yin dao yan

阴道炎是指阴道黏膜及黏膜下结缔组织的炎症，是妇科常见病。一般分为滴虫性阴道炎和真菌性阴道炎。滴虫性阴道炎主要表现为白带增多，带下为黄绿色、灰黄色，量多呈泡沫状或米汤样，有酸臭味、腥臭味，有时呈血性或脓性。外阴瘙痒，并有虫爬的感觉。真菌性阴道炎是带下呈乳白色凝块状，如豆腐渣样，外阴奇痒或刺痛。

主治药材

◇ 蛇床子

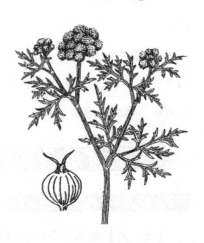

【形态特征】1 年生草本。根圆锥状细长。茎直立，高 10 ~ 50 厘米，中空，表面有纵细棱。叶互生，2 ~ 3 回羽状全裂，末回裂片线形或线状披针形，边缘及叶脉粗糙，两面无毛。4 ~ 7 月开花，花白色，排成复伞形花序生于枝顶或侧生；总苞片 6 ~ 10 片，线形，边缘有细睫毛；小总苞片多数，线形，边缘有细睫毛；萼齿不明显；花瓣 5 片；雄蕊 5 枚。6 ~ 10 月结果，果实长圆形，长约 3 毫米，宽约 2 毫米，有 5 棱，果棱翅状。

【良品辨识】籽粒饱满、色黄绿，手搓之有辛辣香气者为良品。

【性味归经】味辛、苦，性温。归脾、肾经。

【功效主治】温肾壮阳，燥湿杀虫。用于男性阳痿，阴痒，皮肤瘙痒，湿疹等症。

◇ 百部

【形态特征】多年生草本，高 60 ~ 90 厘米。块根肉质，纺锤形，黄白色，几个或数十个簇生。茎下部直立，上部蔓生状。叶 4 片轮生（对叶百部对生），叶柄长，叶片卵状披针形，长 3.5 ~ 5 厘米，宽 2 ~ 2.5 厘米，宽楔形或截形，叶脉 5 ~ 7 条。5 月开花，总花梗直立，丝状，花被 4 片，浅绿色，卵形或披针形，花开放后向外反卷；雄蕊紫色。蒴果广卵形，种子紫褐色。

【良品辨识】根粗壮、质坚实、色黄白者为良品。

【性味归经】味甘、苦，性微温。归肺经。

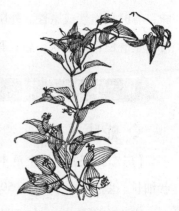

【功效主治】润肺止咳，杀虫，止痒。用于肺结核、急慢性支气管炎、百日咳、蛲虫病、体癣、股癣等症。

对症处方

蛇床子外用药

【配　方】蛇床子50克，白矾10克。

【制用法】煎汤频洗。

【主　治】妇女阴痒。

百部苦参外用方

【配　方】百部、川椒各15克，蛇床子、白头翁、苦参、土茯苓各30克。

【制用法】煎汤熏洗患处。

【主　治】阴痒。

蛇白汤外用方

【配　方】蛇床子、白鲜皮、黄柏各50克，荆芥、防风、苦参、龙胆草各15克，薄荷1克。

【制用法】水煎熏洗，每日2次。

【主　治】妇女阴痒。

蛇床子苦参外用方

【配　方】蛇床子30克，川椒10克，白矾9克，苦参20克。

【制用法】水煎，熏洗患部，每日2次。

【主　治】滴虫性阴道炎。

蛇床子花椒外用方

【配　方】花椒、蛇床子各30克，藜芦、吴茱萸各15克，明矾20克。

【制用法】水煎，熏洗、坐浴。

【主　治】妇女阴痒。

地黄鹿角汤

【配　方】熟地黄、鹿角胶（烊化）各15克，肉桂、麻黄、白芥子各5克。

【制用法】水煎服。每日1剂。

【主　治】阴痒。

产后缺乳

Chan hou que ru

一般情况下，妇女分娩后，就开始分泌乳汁，产后1～2天，每日泌乳量不超过100毫升，第3天增多，第4天突增。一般正常泌乳量平均每昼夜为1000～1500毫升足够婴儿需要；但有的产妇乳汁分泌平均昼夜仅400～500毫升或更少，不能满足婴儿需要，这种情况即为"产后缺乳"。

中医学认为，产后缺乳可分为虚实两种，虚者气血虚弱，或脾胃虚

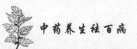

弱，或分娩时失血过多，致使气血不足，影响乳汁分泌；实者肝郁气滞，气机不畅，脉道阻滞，致使乳汁运行受阻。

主治药材

❖ 王不留行

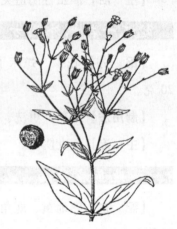

【形态特征】一年生或两年生草本。茎直立，高30～70厘米，圆柱形，节处略膨大，上部呈二叉状分枝。叶对生，无柄，卵状披针形或线状披针形，先端渐尖，基部圆形或近心形，全缘。顶端聚伞花序，疏生，花柄细长，下有鳞片状小苞2枚，后萼筒中下部膨大，呈棱状球形；花瓣5片，分离，淡红色，倒卵形，先端有不整齐的小齿；蒴果广卵形，包在萼筒内。花期4～5月，果期6月。

【良品辨识】干燥、子粒均匀、充实饱满、色乌黑、无杂质者为良品。

【性味归经】味苦，性平。归肝、肾经。

【功效主治】行血通经、下乳消肿，用于经闭、乳汁不通、难产、痈肿等症。

❖ 穿山甲

【形态特征】体形狭长，成兽体长差异很大，由50～100厘米。头呈圆锥形。吻尖，舌细长，无齿，耳小。尾扁平而长，尾背略隆起。前肢略长于后肢，各具五趾，有坚而锐利的爪。从头、背、体侧至尾端均有瓦状排列的硬角质鳞片，鳞片黑褐色或灰褐色，鳞片间有稀毛。下颌、两颊、眼、耳部过胸腹部至尾基部无鳞片而被稀疏的棕色硬毛。雌

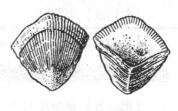

兽胸部有乳头2对。栖于丘陵或树木潮湿地带，掘洞穴居。夜出觅食，食物主要为白蚁，黑蚁。也食蜜蜂等昆虫。能爬树游水。遇敌时踡成一团。常雌雄同居。

【良品辨识】片匀、色青黑、无腥气、不带皮肉者为良品。

【性味归经】味咸，性凉。归肝、胃经。

【功效主治】消肿溃痈、搜风活络，通经下乳。用于风寒湿痹、月经停闭、乳汁不通等症、亦治伤止血。

对症处方

涌泉散

【配　方】炮甲珠、王不留行、瞿麦、麦冬、生龙骨各等份。

【制用法】共为细末。每服3克，日服3次。

【主　治】乳汁不通。

通乳方

【配　方】潞党参、炒白术、当归身、炮山甲、王不留行各10克，炙黄芪12克，川芎、通草、陈皮各6克。

【制用法】水煎2次，分2次服，每日1剂。

【主　治】产后缺乳。

公英夏枯草汤

【配　方】川贝母10克，夏枯草15克，蒲公英15克，忍冬藤15克。

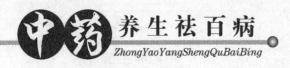
【制用法】水煎服。

【主　治】产妇乳汁不通，乳房胀痛及乳腺炎。

赤小豆汤

【配　方】赤小豆1500克。

【制用法】每次取250克，煮汤饮浓汁，每天早晚服用，连用3 ~ 5天。

【主　治】产后缺乳症。

黑芝麻散

【配　方】黑芝麻微炒。

【制用法】研细粉，加入食盐少许拌匀，每日服1 ~ 2匙，开水冲服。

【主　治】产妇乳汁不足，乳汁稀少。

食疗药膳

下乳猪蹄汤

【原料】穿山甲3克，王不留行10克，猪蹄1只。

【做法】常法炖汤。

【功效】通经下乳。

更年期综合征

Geng nian qi zong he zheng

更年期综合征也称为"围绝经期综合征"，其未必总发生在50多岁停经时，也可能早在40多岁，当卵巢功能开始退化时就发生了，这种不舒服的感觉可能维持数个月或数年之久。

以中医观点，更年期的一切症状，可归为肾阴虚火旺。治疗上，以滋肾养阴、清热凉血为主。

更年期综合征的症状，可分为以下几类，但不见得全部都会发生。

精神方面：容易情绪低落，易发脾气、忧郁、失眠。

自主神经失调：包括血管收缩与舒张不协调，容易心悸、盗汗，脸、颈、胸常觉得灼热、潮红，还会倦怠、头痛、眩晕、耳鸣、四肢冰冷。

皮肤、乳房退化：全身肌肤保水度不如以往，变得干燥、缺乏光泽；乳房因为乳腺脂肪组织减少，开始出现下垂和萎缩。

生殖道、泌尿道退化：阴道表皮萎缩，容易瘙痒，性交后常疼痛；尿道表皮也萎缩，容易尿频或尿失禁。

骨质疏松：因雌激素减少，致使骨骼密度降低，容易骨折，或经常腰酸背痛、关节退化、肌肉抽搐、不耐久站久坐久行。

月经紊乱：经期不准，血量忽多忽少，最后终于停经。

上述种种症状，究其原因，是卵巢功能衰退导致激素缺乏所致。通过检查，可以得知雌激素和脑垂体分泌激素的情况，可判断是否进入更年期。

以往，大家都认为更年期终究会过去，对于不舒服症状总是尽量忍耐，但医学界已经发现，雌激素缺乏会引起骨质疏松和心血管疾病。所以，一旦怀疑自己有更年期综合征，就应该前往医院接受诊察。

主治药材

◇ 何首乌

【形态特征】多数地区有野生。3～4月生苗，然后蔓延在竹木墙壁间。茎为紫色，叶叶相对，像薯蓣但没有光泽。夏、秋季开黄白花，如葛勒花。种子有棱角，似荞麦但细小，和粟米差不多。秋、冬季采根，大的有拳头大，各有 5 个棱，瓣似小甜瓜，有赤色、白色两种，赤色为雄，白色为雌。8～9 月采花，九蒸九晒，可以当粮食。

【良品辨识】切面黄褐色、质地坚硬、不易折断者为佳。

【性味归经】味苦、甘、涩，性微温。归肝、心、肾经。

【功效主治】补益精血、固肾乌须，用于肝肾不足、精血亏虚、疮痛肿毒、肠燥便秘等症。

◇ 黑芝麻

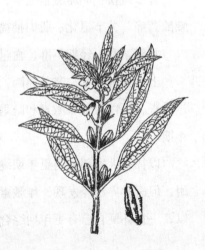

【形态特征】1 年生草本，高约 1 米，全株有短柔毛。茎直立，四棱形。叶对生或上部互生，单叶；叶片卵形、长圆形或披针形，长 5～14 厘米，先端尖，基部楔形，边缘近全缘或疏生锯齿，接近茎基的叶常掌状 3 裂，两面有柔毛，叶脉上的毛较密。6～8 月开花，花白色，常杂有淡紫色或黄色，单朵或数朵生于叶腋；花萼 5 裂；花冠唇形。8～9 月结果，呈 4 棱、6 棱或 8 棱，长筒状。种子扁卵圆形，表面黑色，平滑或有网状皱纹，一端尖；另一端圆，富含油性。

【良品辨识】个大色黑、饱满无杂质者为佳。

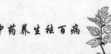

【性味归经】味甘，性平。归肝、肾、大肠经。

【功效主治】补肝肾、益精血、润肠燥，用于精血亏虚、肠燥便秘。

对症处方

桑麻丸

【配　方】桑叶100克，黑芝麻200克。

【制用法】共为丸。每服6克，日服2次。

【主　治】肝肾亏虚，头晕眼花，便结。

二地更年汤

【配　方】生地、熟地、茯苓、山药、首乌、仙茅各12克，泽泻、山萸肉、丹皮各9克。

【制用法】水煎2次，分2次服，每日1剂。

【主　治】更年期综合征。

首地二仁参汤

【配　方】首乌藤15克，地黄15克，柏子仁15克，酸枣仁（炒）15克，丹参15克。

【制用法】水煎服。

【主　治】阴虚血少，头晕眼花耳鸣，烦躁不眠。

黑芝麻桑叶散

【配　方】黑芝麻10克，桑叶10克。

【制用法】研细粉，蜜糖适量调服。

【主　治】肝肾亏虚，头昏，眼花，耳鸣。

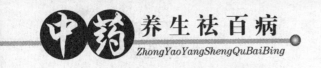
食疗药膳

何首乌粥

【原料】何首乌30克，粳米100克，大枣3枚，冰糖少许。

【做法】①将何首乌放入沙锅内，加水煎取浓汁，去渣留汁；粳米淘洗后，放入沙锅内；大枣、冰糖也放入沙锅内。

②将沙锅置武火上烧沸，用文火煮熟即成。

【功效】益肾抗老，养肝补血，补肾美容。

何首乌鸡汤

【原料】何首乌9克，枸杞子15克，大枣5颗。乌骨鸡腿1只，一老姜2片，蒜头1大匙，盐1小匙，米酒2大匙，香油少许。

【做法】①药材洗净备用。

②将乌骨鸡腿洗净，剁块后放入汤碗中，再放入何首乌、枸杞子、大枣、老姜片、蒜头、米酒，并在汤碗中注入八分满的水。

③撕下一片保鲜膜封住汤碗口，再将汤碗放入电饭锅中，外锅加1杯水，按下电源，待电源开关跳起后再闷15分钟。

④拆开汤碗口的保鲜膜后，加入盐及香油调味即可。

【功效】滋肾养阴，宁心安神。

黑芝麻炖猪蹄

【原料】黑芝麻30克，猪蹄1只，料酒10克，葱10克，姜5克，盐2克，味精2克。

【做法】①将黑芝麻洗净，去杂质；猪蹄洗净，去毛，剁成3厘米见方的块；姜拍松，葱切段。

②将黑芝麻、猪蹄、姜、葱、料酒同放炖锅内，加入清水800毫升，置武火上烧沸，再用文火炖45分钟，加入盐、味精即成。

【功效】补血，通乳，美容，乌发，降压。

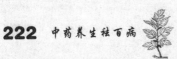

第四章

儿科疾病

小儿疳积

Xiao er gan ji

疳积是脾胃消化功能障碍引起的脏腑失养，形体消瘦，饮食减少，影响小儿生长发育，为病程较长的一种慢性疾病。积和疳在程度上有一定区别。积是内伤乳食，积而不消，致气滞不行所形成的一种胃肠疾患；疳有"甘"和"干"的意义，"甘"指饮食过分肥甘厚腻，损伤脾胃；"干"是由此所产生的身体干瘦。由此可见，积是疳的开始，疳是积的发展。所以这里疳与积一起讨论。主要临床表现为形体消瘦，肌肉松弛，面色、皮肤色泽不华，毛发稀疏，大便不正常，厌食和嗜异食，肚腹膨胀，精神异常，委靡不振，烦躁不宁，脾气急躁，揉眉抒眼，咬牙嚼异物。严重患儿，有老人貌，骨瘦如柴。

主治药材

◇ 麦芽

【形态特征】为发芽的大麦颖果。取成熟饱满的大麦，冷水浸泡一天，捞出置筐内，上盖蒲包，每天洒温水2~3次，待芽长至1~1.5厘米时，取出，低温干燥。生用或微妙黄用（微炒对淀粉酶活性无影响，炒至深黄、炒焦则降低酶的活性）。发芽后麦粒仍呈梭形，下端有须根数条，芽干后已萎缩。

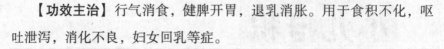

【良品辨识】质充实、色黄、粒大、有胚芽者为良品。

【性味归经】味甘，性平。归脾、胃、肝经。

【功效主治】行气消食，健脾开胃，退乳消胀。用于食积不化，呕吐泄泻，消化不良，妇女回乳等症。

◇ 芦荟

【形态特征】多年生常绿草本，多栽培于庭园中。茎极短，有匍枝。叶丛生于茎上，肉质，多汁；叶片披针形。肥厚，边缘有刺状小齿。夏、秋季开花，花葶高 50～90 厘米，花下垂，红黄色，带斑点。蒴果三角形，室背开裂。叶或叶的干浸膏入药，四季可采。

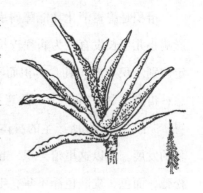

【良品辨识】色黑绿、质脆、有光泽、气味浓者为良品。

【性味归经】味苦，性寒。归肝、大肠经。

【功效主治】清肝热，通便。用于便秘、小儿疳积、惊风；外治湿癣。

对症处方

小儿消疳汤

【配　方】太子参、炒扁豆、莲子肉、麦芽、神曲、淮山药、使君子各9克，陈皮5克。

【制用法】水煎服。

【主　治】小儿营养不良。

芦荟散

【配　方】芦荟、使君子各等份。

【制用法】共研为细粉，每次 3～6 克，米汤调下。外用治湿癣。

【主　治】小儿疳积。

葱姜敷

【配　方】葱白 5 克，生姜 10 克，茴香粉 5 克。

【制用法】混匀炒热，用布包，热敷小儿脐部。

【主　治】小儿消化不良。

盐肤肉汤

【配　方】鲜盐肤木根皮（去粗皮）12 克，叶下珠全草 6 克，用猪瘦肉 60 克。

【制用法】炖汤，用猪瘦肉汤同药煎服。

【主　治】小儿疳积。

鹅不食猪肝方

【配　方】鹅不食草 10 克（研细粉），猪肝 60 克（切碎）。

【制用法】共拌匀蒸服。

【主　治】小儿疳积。

常用验方

麦芽苍术散

【配　方】炒大麦芽、苍术各 100 克，白糖适量。

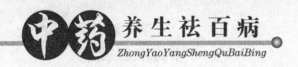

【制用法】研细末，每次服3~10克，每日2次，用白糖适量，开水冲服。

【主　治】积滞型小儿疳积。

消疳饮

【配　方】党参、白术、茯苓、山楂、麦芽各6克，春砂仁3克（后下），大枣3枚（去核）。

【制用法】水煎2次，分3次服，每日1剂。

【主　治】脾胃虚弱型疳积。

麻疹

Ma zhen

麻疹是儿童中最常见的急性呼吸道传染病之一，常伴有剧痒、发烧、腹痛、腹泻等症。它可分为慢性荨麻疹、血管神经性水肿、急性荨麻疹与丘疹状荨麻疹等。

对于免疫力差的小儿来说，感染麻疹病毒后，在10天左右开始发病，先有高烧、畏光、眼睛充血、流泪、咳嗽及打喷嚏等类似感冒的症状；发烧3天后，在口腔内侧的黏膜上便可看到"麻疹黏膜斑"，这是麻疹最早的特征之一；当黏膜斑出现后的第2天，全身便会出现细小的淡红色斑丘疹，并伴有逐渐增多的趋势。出疹的顺序是先在耳后发际，渐渐蔓延到前额、面部、颈部、躯干、四肢，最后到手掌脚底，此时，若不及时就诊，很有可能导致肺炎的发生。

主治药材

◇ 胡荽

【形态特征】一年生草本，全体无毛，有强烈的香气。主根细长纺

 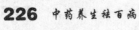

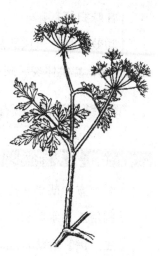

锤形，多须根。茎直立，中空，高 20～60 厘米，有纵向条纹。基生叶有长柄，1～2 回羽状全裂，裂片宽卵形或扇形；茎生叶互生，2～3 回羽状全裂，末回裂片狭条形，先端钝、边缘全缘。4～7 月开花，花小，白色或淡紫色，排成复伞形花序生于枝顶；7～9 月结果，果实近球形，表面黄棕色，有较明显纵向的棱线，有香味、微辣。全草于春季采收，阴干备用；果实秋季采收，晒干备用。

【良品辨识】色带青、香气浓厚者为良品。

【性味归经】味辛，性温。归肺、脾经。

【功效主治】发汗透疹，消食下气，健胃，消炎。用于麻疹透发不畅或透而复发、肉类食物中毒、消化不良、痔疮肿痛、肛门脱垂。

◇ 牛蒡子

【形态特征】二年生草本，高 1～1.5 米。主根肥大肉质。根生叶丛生，阔心脏卵形，长 40～50 厘米；茎上部的叶逐步变小，叶片表面有纵沟，反面密生灰白色短绒毛，边缘稍带波状或齿牙状。头状花紫色，生枝梢，苞片披针形或线形，先端延长而成钩状针刺，多列，向四方开散，成为钩刺的圆球。瘦果长圆形，稍弯曲，略呈三棱形，灰褐色。果实入药，秋季采收，晒干。

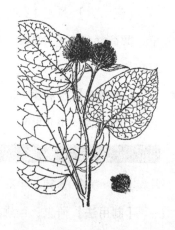

【良品辨识】果实均匀、饱满、富含油性，无杂质者为良品。

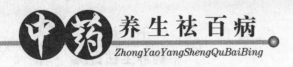

【性味归经】味辛、苦，性寒。归肺、胃经。

【功效主治】疏风散热，宣肺透疹，解毒利咽。用于流感，急性咽炎，喉炎，扁桃体炎，腮腺炎，荨麻疹，疮疖肿痛等症。

对症处方

胡荽葛根汤

【配　方】胡荽9克，柽柳9克，葛根9克。

【制用法】水煎服。

【主　治】麻疹初起。

牛蒡子芦根汤

【配　方】牛蒡子、胡荽子、前胡各3克，浮萍5克，芦根15克。

【制用法】水煎服。

【主　治】小儿麻疹初期。

金银芦根汤

【配　方】芦根12克，金银花、连翘、牛蒡子、杏仁各6克，紫草、薄荷（后下）、葛根、桑叶各4.5克，红花3克，蝉蜕、灯芯草各2.4克。

【制用法】水煎服。

【主　治】小儿麻疹。

连翘牛蒡散

【配　方】连翘、牛蒡子各6克，绿茶1克。

【制用法】研末，用沸水冲泡，每日1剂，代茶饮。

【主　治】小儿麻疹。

常用验方

牵牛白矾外用方

【配　方】牵牛子15克，白矾30克。

【制用法】共研细末，加少许面粉，食醋调匀，敷于足底涌泉穴。

【主　治】小儿麻疹。

鲜胡荽外用方

【配　方】鲜胡荽（香菜）150克。

【制用法】加水煎汤，第1次内服，第2煎擦洗全身，每日2次。

【主　治】小儿麻疹。

百日咳

Bai ri ke

　　百日咳俗称鸡咳、鸬鹚咳。新生儿及婴幼儿患者易发生窒息危及生命。死亡病例中40%为5个月以内的婴幼儿。全年均可发病，以冬春季节为多，可延至春末夏初，甚至高峰在6、7、8三个月份。病人及无症状带菌者是传染源，从潜伏期到第6周都有传染性，通过飞沫传播。人群对本病普遍易感，约2/3的病例是7岁以下小儿，尤以5岁以下者多。

主治药材

◇桑叶

【形态特征】落叶乔木，高3～7米。嫩枝有柔毛，叶互生，卵形

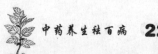

或椭圆形，边缘有粗锯齿；穗状花序，生于叶腋，与叶同时生出；花小，黄绿色。聚合果密集成短穗状，腋生，肉质，有柄，椭圆形，熟时紫色或黑色，酸甜可食，称为桑葚。嫩枝为桑枝，根皮为桑白皮。

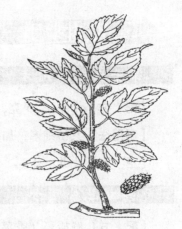

【良品辨识】叶片完整、大而厚、色黄绿、质脆、无杂质者为良品。

【性味归经】味苦、甘，性寒。归肺、肝经。

【功效主治】疏散风热，清肺润燥，清肝明目。用于风热感冒、肺热燥咳、头痛头晕、目赤昏花。

◇ 罗汉果

【形态特征】多年生攀缘草质藤本，长2～5米。嫩茎暗紫色，有白色和黑褐色短柔毛，嫩枝叶折断有浅红色汁液溢出。根块状。卷须侧生于叶柄基部，叶互生，单叶；叶片卵形，先端尖，基部心形，边缘全缘或有不整齐的小钝齿，叶面有短柔毛，叶脉

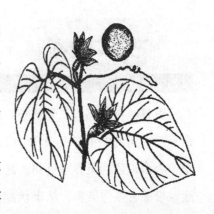

上的毛较密，嫩叶通常暗棕红色，密布红色腺毛，沿叶脉密生短柔毛；6月开花，雌雄异株；花淡黄而微带红色，排成总状花序生于叶腋；8～9月结果，果实卵形、椭圆形或球形，长4.5～8.5厘米，果皮薄，密生淡黄色柔毛，嫩时深棕红色，成熟时青色，内含多数种子。种子扁平圆形，淡黄色，边缘有槽。

【良品辨识】个大、完整、摇之不响、色黄褐者为良品。

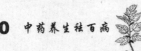

【**性味归经**】味甘，性凉。归肺、大肠经。

【**功效主治**】清热润肺，滑肠通便。用于百日咳、急慢性气管炎、咽喉炎、肺结核咳血、肺虚咳嗽等症。

对症处方

桑叶枇杷汤

【**配　方**】鲜桑叶、百部各 15 克，枇杷叶 9 克。

【**制用法**】水煎服，每日 1 剂。

【**主　治**】百日咳。

鱼腥草蜈蚣汤

【**配　方**】罗汉果 1 只，鱼腥草 30 克，水蜈蚣 30 克。

【**制用法**】水煎服。

【**主　治**】百日咳。

车前葛根汤

【**配　方**】金银花、桑白皮、百部各 5 克，白茅根、车前子各 10 克，芦根 6 克，淡竹叶 3 克。

【**制用法**】水煎服，连服 3 ~ 4 日。

【**主　治**】预防百日咳。

芦荟冰糖饮

【**配　方**】芦荟叶 10 克，冰糖少量。

【**制用法**】水煎服。

【**主　治**】百日咳。

鱼腥蜈蚣散

【**配　方**】罗汉果 1 只，鱼腥草 30 克，水蜈蚣 30 克。

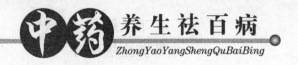
【制用法】水煎服。

【主　治】百日咳。

常用验方

大蒜汁

【原料】大蒜适量。

【做法】捣烂取汁、加白糖、开水冲服。

【功效】宣散肺气，止咳，治百日咳。

核桃仁

【原料】核桃仁适量。

【做法】每日早晚剥食核桃仁，每次3个。

【功效】补肺肾、止咳嗽、治百日咳。

小儿遗尿

Xiao er yi niao

　　遗尿俗称尿床，是一种夜间无意识的排尿现象。小儿在3岁以内由于脑功能发育未全，对排尿的自控能力较差；学龄儿童也常因紧张疲劳等因素偶而遗尿，均不属病态。超过3岁，特别是5岁以上的儿童经常尿床，轻者数夜1次，重者1夜数次，就可能是疾病状态的遗尿，父母则应引起注意。本病多见于小儿先天性隐性脊柱裂、先天性脑脊膜膨出、脑发育不全、智力低下、癫痫发作、脊髓炎症和泌尿系感染及尿道受蛲虫刺激等。生理性遗尿不需药物治疗。如是疾病引起的遗尿应从治疗原发病着手。

主治药材

◇ 鸡内金

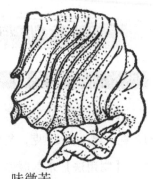

【形态特征】鸡内金为雉科动物家鸡的干燥沙囊内壁，杀鸡后取出鸡肫，趁热剖开，剥取内壁，洗净，晒干，药材为不规则卷片，厚约 2 毫米，表面黄色、黄绿色或黄褐色，薄而半透明，具明显的条状皱纹，质脆，易碎断面角质样，有光泽，气微腥，味微苦。

【良品辨识】个大、色黄、完整、少破碎者为良品。

【性味归经】味甘，性平。归脾、胃、小肠、膀胱经。

【功效主治】健胃消食，涩精止遗。用于食积不消、呕吐泻痢、小儿疳积、遗尿、遗精。

◇ 韭菜子

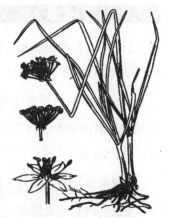

【形态特征】多年生草本，高约 20～35 厘米，具有特殊强烈的气味。根茎横卧，生多数须根，上有 1～3 个丛生的鳞茎，呈卵状圆柱形。叶基生，长线形，扁平，先端锐尖，边缘粗糙，全缘，光滑无毛，深绿色。花茎自叶丛抽出，三棱形；6～7 月开花，白色。7～9 月结果，蒴果倒心状三棱形，绿色，种子黑色，扁平，略呈半卵圆形，边缘具棱。

【良品辨识】色黑、饱满、无杂质者为良品。

【性味归经】味辛、咸，性温。归肾、肝经。

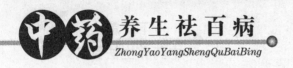

【**功效主治**】补肝肾、暖腰膝、壮阳固精。用于阳痿梦遗、小便频数、遗尿、泻痢、带下等症。

◁ 对症处方 ▷

小麦龙骨汤

【**配　方**】炒鸡内金9克（研粉，冲服），炙桑螵蛸4克，煅龙骨12克，浮小麦15克，炙甘草6克。

【**制用法**】水煎服。

【**主　治**】小儿遗尿，成人尿频。

韭子饼

【**配　方**】韭菜子、白面粉各适量。

【**制用法**】将韭菜子研成细粉，和入白面少许，加水揉作饼蒸食。

【**主　治**】用治小儿肾气不充、遗尿，温肾壮阳。

遗尿散

【**配　方**】淡吴茱萸、益智仁、金樱子、五味子各5克，乌药、牡蛎、桑螵蛸各10克，山药15克。随证加减：肢凉怕冷者加菟丝子10克；夜寐多梦、口干多饮者加黄柏、知母、生地黄各10克；少气懒言、食欲缺乏者加党参、白术各10克，黄芪15克；夜寐不易觉醒者加石菖蒲、远志各10克。

【**制用法**】每1.5日1剂，10日为1个疗程。

【**主　治**】小儿遗尿。

淮山散

【**配　方**】炒淮山药500克。

【**制用法**】取上药，研成细末，备用。每次6克，每天3次，温开

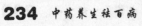

水冲服。遗尿重者可加太子参30克，焙干研末与山药粉调匀服用。

【主　治】小儿遗尿属脾肾气虚型。

常用验方

柿蒂散

【配　方】柿蒂12克。

【制用法】水煎内服。

【主　治】小儿习惯性尿床。

洋参猪腰

【配　方】西洋参15克，龙眼干15克，猪腰1对。

【制用法】蒸熟食用。

【主　治】小儿遗尿，一般1次即好。

小儿肺炎

Xiao er fei yan

所谓小儿肺炎就是指儿科中最常见的一种呼吸道疾病。根据病程可分为迁延性肺炎、急性肺炎、慢性肺炎三类；按病原体分为细菌性肺炎、真菌性肺炎、病毒性肺炎、支原体肺炎等。

小儿肺炎的主要症状是发热、气促、鼻干煽、咳嗽、呕吐、腹胀、腹泻等。其发病原因是多方面的，如因风寒、病毒、细菌而引起。一般来说，3岁以内的婴幼儿在冬春季所患的肺炎大多是因细菌和病毒引起的。

对支气管肺炎来说，其常见病原体为细菌和病毒，大多是因呼吸道

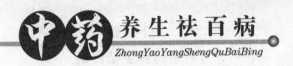

及血液流入肺部所致，当其发生病变时，肺部便会出现充血水肿，同时肺泡腔内也会充满炎性渗出物；引起病毒性肺炎的病毒有流感病毒、腺病毒等，其中流感病毒肺炎是一种严重的间质性肺炎，多发生于弱小婴幼儿；细菌性肺炎在小儿肺炎中最为常见，新生儿及婴幼儿以金黄色葡萄球菌肺炎为主。

为避免小儿肺炎的发生，平时应加强孩子的体育锻炼，还要给孩子必需和足够的营养，并合理地添加辅食，也可用中草药进行辅助治疗，如荆芥、鱼腥草等。

主治药材

◇ 鱼腥草

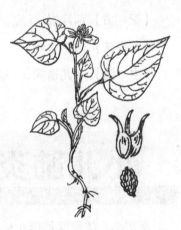

【形态特征】多年生草本，有腥臭味。根状茎细长，横走，白色。茎上部直立，基部伏生，紫红色，无毛。叶互生，心形，叶面密生细腺点，先端急尖，全缘，老株上面微带紫色，下面带紫红色，两面除叶脉外无毛，托叶膜质，披针形，基部与叶柄连合成鞘状。4～7月开花，穗状花序生于茎上端与叶对生，基部有4片白色花瓣状总苞；总苞倒卵形或长圆状倒卵形。花小而密，两性，无花被，苞片线形。6～9月结蒴果，呈壶形，顶端开裂。种子卵圆形，有条纹。

【良品辨识】茎叶完整、色灰绿、有花穗、鱼腥气浓者为良品。

【性味归经】味平，性微寒。归肺经。

【功效主治】清热解毒，消痈排脓，利尿通淋。用于肺痈吐脓、痰热喘咳、热痢、热淋、痈肿疮毒。

 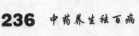

◇ 荆芥

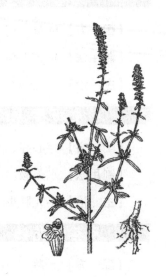

【形态特征】1 年生草本，高 60～90 厘米。茎直立，四棱形，基部稍带紫色，上部多分枝，全株有短柔毛。叶对生，有柄，羽状深裂，线形或披针形，全缘，两面均被柔毛，下面具凹陷腺点。初夏间梢端开淡红色唇形花，穗状轮伞花序，多轮生于梢端，形成穗状，芳香如樟味；花期夏季。小坚果卵形或椭圆形，棕色；果期秋季。

【良品辨识】浅紫色，茎细，穗多而密者为良品。

【性味归经】味辛，性温。归肺经。

【功效主治】解表散风，透疹。用于感冒、头痛、麻疹不透、疮疖初起；炒炭治便血、崩漏。

对症处方

桑白鱼腥饮

【配　方】鱼腥草 30 克，桑白皮 15 克。

【制用法】水煎冲白糖服。

【主　治】小儿肺炎。

荆芥粥

【原料】荆芥穗 10 克，粳米 50 克，薄荷 10 克。

【制用法】水煮荆芥穗、薄荷，沸后改用文火 3 分钟，去渣取汁，用汁煮米做粥食之，每日 1～2 次。

【主　治】适用于各类感冒病症。

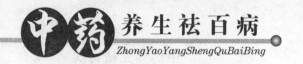
石杏汤

【配　方】麻黄4克，再配生石膏、杏仁各10克，甘草5克。

【制用法】每日1剂，水煎3次，口服。

【主　治】小儿肺炎。

橘皮功劳汤

【配　方】穿心莲、十大功劳各15克，橘皮6克。

【制用法】水煎服。

【主　治】小儿肺炎。

天葵银花汤

【配　方】天葵子10克，野菊花3克，枇杷叶3克，金银花6克。

【制用法】水煎服。

【主　治】小儿上呼吸道感染。

常用验方

荸荠空心菜汤

【配　方】空心菜500克，荸荠500克。

【制用法】水煎，代茶饮。

【主　治】用于小儿发烧。

瓜皮白茅汤

【配　方】西瓜皮100克，白茅根30克。

【制用法】水煎服，每天2~3次。

【主　治】用于小儿发烧。

小儿惊厥

Xiao er jing jue

惊厥又称抽风、惊风。是小儿时期较常见的紧急症状，各年龄小儿均可发生，尤以6岁以下儿童多见，特别多见于婴幼儿。多由高热、脑膜炎、脑炎、癫痫、中毒等所致。惊厥反复发作或持续时间过长，可引起脑缺氧性损害、脑肿。甚至引起呼吸衰竭而死亡。本病初发的表现是意识突然丧失，同时有全身的或局限于某一肢体的抽动，还多伴有双眼上翻、凝视或斜视，也可伴有吐白沫和大小便失禁。而新生儿期可表现为轻微的全身性或局限性抽搐、如凝视、面肌抽搐、呼吸不规则等。中医学认为惊厥是惊风发作时的症候。

主治药材

◇ 钩藤

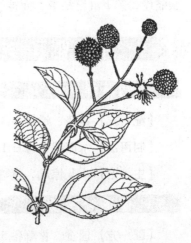

【形态特征】木质藤本。枝条四棱状或圆柱状，光滑无毛。常在叶腋处着生钩状向下弯曲的变态枝，钩对生，淡褐色至褐色。叶对生，卵状披针形或椭圆形，托叶1对，2深裂，线形。头状花序，球形，顶生或腋生；花萼管状；花冠黄色，漏斗形。蒴果有宿存花萼。花期5～7月，果期10～11月。

【良品辨识】双钩齐、茎细、钩大而结实、光滑、色紫红、无枯枝钩者为良品。

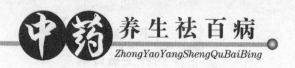
【性味归经】味甘，性微寒。归肝、心包经。

【功效主治】清热平肝，熄风定惊。用于头痛眩晕，感冒夹惊，惊痫抽搐，妊娠子痫等。

◇ 僵蚕

【形态特征】家蚕圆筒形，灰白色，有暗色斑纹，头小而坚硬；除头部外，由 13 个环节组成，前 3 个环节为胸部，后 10 个环节为腹部；胸足 3 对，腹足 4 对，尾足 1 对。体内有丝腺，能分泌丝质，吐丝作茧。

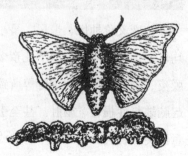

【良品辨识】虫体条粗、质硬、色白、断面光亮者为良品。表面无白色粉霜、中空者不可入药。

【性味归经】味咸、辛，性平。归肝、肺、胃经。

【功效主治】祛风定惊，化痰散结。用于惊风抽搐，咽喉肿痛，皮肤瘙痒，颌下淋巴结炎，面神经麻痹。

对症处方

钩藤蝉蜕汤

【配　方】钩藤、蝉蜕各 3 克，薄荷 1 克。

【制用法】水煎服，每日 1 剂。

【主　治】小儿惊风、夜啼。

僵蚕甘草汤

【配　方】僵蚕、甘草各 5 克，绿茶 1 克，蜂蜜 25 克。

【制用法】僵蚕、甘草加水 400 毫升，煮沸 10 分钟，加入绿茶、蜂蜜。分 3~4 次徐徐饮下，可加开水复泡再饮，每日 1 剂。

【主　治】小儿惊风。

僵蝎二尖散

【配　方】僵蚕、蝎梢各等份，天雄尖、附子尖各一钱。

【制用法】微炮制，研为粉末。每次半钱，用姜汤调和服用。

【主　治】小儿惊风。

荆芥丸

【配　方】用荆芥穗10克，白矾5克。

【制用法】半生半枯研为末，糊成丸约黍米大小，外包朱砂，每次用姜汤送服20丸，每日2次。

【主　治】小儿惊风。

钩藤散

【配　方】薄荷3克，灯芯草1.5克，钩藤10克，朱砂1.5克，全蝎3克。

【制用法】共研为细末，3岁以下每次服0.2克，3～5岁每次服0.3克，每日服3次。

【主　治】小儿惊厥。

仙人掌方

【配　方】仙人掌凝结块（夏、秋取汁风干即可）3克。

【制用法】水煎，分数次喂服。

【主　治】小儿惊风。

常用验方

香葱白外用方

【配　方】丁香、葱白、艾蓬头各7个。

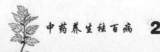

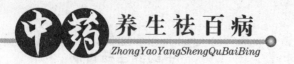
【制用法】打匀，敷在脐孔，用布裹好。

【主　治】小儿惊风。

牛黄梨汁

【配　方】牛黄少许，梨汁适量。

【制用法】将上药搅匀内服。

【主　治】小儿急性惊风。

小儿夜啼

Xiao er ye ti

小儿夜啼症，病如其名，就是指婴幼儿在夜间哭闹（白天正常）。区别于正常孩童的夜间哭叫（过饱、过饥等），本症患儿通常是持续的每晚啼哭，如定时闹铃般，而且有的患儿甚至能到达通宵达旦的地步。患病年龄集中在初生到3岁以内的阶段。导致患儿出现夜啼症的原因有许多，例如急性中耳炎、蛲虫病、软骨病、消化不良等，这样的有原发病的夜啼基本上在治愈病症后就会随之消失。

主治药材

◇ 灯芯草

【形态特征】多年生草本，高40～100厘米。根茎横走，具多数须根。茎圆筒状，外具明显条纹，淡绿色。无茎生叶，基部具鞘状叶，长者呈淡赤褐色或黑褐色，短者呈褐色，有光泽。复聚伞花序，假侧生，由多数小花密集聚成簇；花淡绿色，具短柄；裂片披针形，背面被柔毛，边缘膜质，纵脉2条；花柱不明显，柱头3枚。蒴果卵状三棱形或

 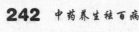

椭圆形，先端钝，淡黄褐色。种子多数，斜卵形。花期5~6月。果期7~8月。

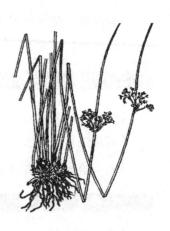

【良品辨识】色白、条长、粗细均匀、有弹性者为良品。

【性味归经】味甘、淡，性寒。归心、肺、小肠经。

【功效主治】清心降火，利尿通淋。用于淋病、水肿、小便不利、心烦不寐，小儿夜啼、喉痹等症。

◇ 川木通

【形态特征】常绿攀援灌木，高5米。茎红紫色或黄褐色，有条纹。复叶对生；叶柄长3~7厘米；小叶片革质，卵状披针形或卵状长方形，先端长尖，基部圆形或心形，全缘。圆锥花序，腋生、顶生，基部围以长方形鳞片；花直径约3厘米；花萼白色，花瓣状，长方形或倒卵状长方形，先端钝；瘦果扁卵圆形，长3毫米，有羽状毛。

【良品辨识】条粗、色黄白者为良品。

【性味归经】味淡、苦，性寒。归心、肺、小肠、膀胱经。

【功效主治】清心利尿，通经下乳。用于急性尿道感染、口舌生疮、心烦、肾炎水肿、乳汁不通。

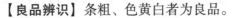
对症处方

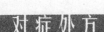
灯芯炭方

【配　方】灯芯草适量。

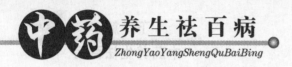

【制用法】烧炭研末，涂母乳上喂之。

【主　治】小儿夜啼。

木通生地汤

【配　方】木通、生地各6克，灯芯草0.5～1克，栀子9克。

【制用法】水煎服。

【主　治】小儿夜啼。

黄莲朱藤散

【配　方】朱砂、钩藤各3克，黄连6克。

【制用法】共研为粉末，用温开水冲服，每次0.5克。

【主　治】小儿夜啼。

千日蝉蜕汤

【配　方】鲜千日红6克，蝉蜕3只（去头足），菊花2克。

【制用法】水煎服。

【主　治】小儿夜啼。

小麦大枣汤

【配　方】浮小麦6克，蝉蜕2克，钩藤3克，大枣3枚。

【制用法】水煎，加白糖调服，每日1剂。

【主　治】小儿夜啼。

豆蔻牛奶饮

【配　方】丁香1.5克，肉豆蔻3克，水煎30分钟。

【制用法】去渣取汁，调入热牛奶150毫升，加适量白糖调味即可。

【主　治】小儿夜啼。

常用验方

泻心导赤饼

【配 方】木通2.5克，生地4.5克，黄连、甘草、灯芯草1.5克。

【制用法】上药共研细末，加白蜜滚水调和成饼。敷贴两手心劳宫穴上。

【主 治】小儿夜啼，具有清心泻火之功效。

葛根散

【配 方】葛根粉7~8克。

【制用法】放入热开水里，使其溶解，再加入蜂蜜，趁热服用。

【主 治】小儿夜啼。

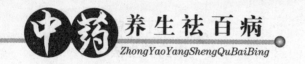
第五章

五官科疾病

—— Bi yan

鼻炎是指鼻腔黏膜和黏膜下组织引发的炎症，其主要症状为鼻塞、鼻痒、喉部不适、咳嗽、流清水涕等症。

因鼻炎的种类不同，症状也就有所不同。从鼻腔黏膜的病理学来说，鼻炎可分为干酪性鼻炎、萎缩性鼻炎、慢性单纯性鼻炎及慢性肥厚性鼻炎；若从发病的急缓程度来说，可分为急性鼻炎和慢性鼻炎。慢性肥厚性鼻炎与长期的慢性炎症、瘀血有关，因为这些因素将导致鼻黏膜、鼻甲增生；萎缩性鼻炎主要是因鼻黏膜、鼻甲骨与骨膜萎缩，使鼻黏膜丧失其正常的生理功能导致而成；而干酪性鼻炎则是一种罕见的鼻病。

◀ 主治药材 ▶

◇ 辛夷

【形态特征】落叶乔木，高约 10 米；树皮淡灰色，不开裂；嫩枝有托叶脱落后留下的环状痕迹，无毛；顶芽密生有淡黄色展开的长柔毛。叶互生，叶片椭圆状披针形、卵状披针形、狭倒卵形或卵形，先端短尖，基部阔楔形或圆钝形，上面无毛，嫩叶下面有平伏绵毛，老叶变

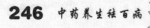

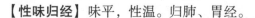

无毛，每边有侧脉 10 ~ 15 条。3 月先开花后出叶，花蕾单生于枝条顶端，长卵形，似毛笔状，花大，紫红色，芳香；花瓣 9 枚；雄蕊多数；心皮多数。9 月果实成熟，果实为聚合果，圆柱状，长 8 ~ 14 厘米。种子的外种皮鲜红色，内种皮深黑色。冬蕾于冬末春初未开放时采摘，阴干备用。

【良品辨识】花蕾未开、身干、色绿、无枝梗者为良品。

【性味归经】味平，性温。归肺、胃经。

【功效主治】散风寒，通鼻窍。用于风寒头痛，鼻塞，鼻渊，鼻流浊涕。

◇ 苍耳子

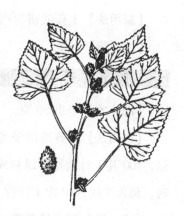

【形态特征】一年生草本高 20 ~ 90 厘米。根纺缍状，分枝或不分枝，茎直立，少有公枝，下部圆柱形，上部有纵沟，被灰白色毛，叶互生，有长柄，叶片三角卵形或心形，全缘或 3 ~ 5 不明显浅裂，基出三脉，被粗糙短白伏毛，头状花序聚生，单性同株，雄花序球形，花杈柱形，

雌花序卵形，苞片结成囊状卵形，外被倒刺毛，顶有 2 圆锥状尖端，成熟具瘦果的总苞变坚硬，卵形或椭圆形，绿色、淡黄色或红褐色，瘦果倒卵形，含 1 颗种子，花期 7 ~ 8 月，果期 9 ~ 10 月。

【良品辨识】色黄绿、粒大饱满者为良品。

【性味归经】味辛、苦，性温，有小毒。归肺经。

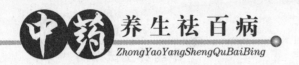
【功效主治】散风除湿、通窍止痛,用于头痛、风湿痹痛、皮肤湿疹瘙痒。

对症处方

辛夷苍耳外用方

【配　方】辛夷、苍耳等量。

【制用法】煎汁滴鼻;或同研细末,取少量吸入鼻内,每天3～4次。

【主　治】鼻炎。

苍耳葱白饮

【配　方】苍耳子12克,辛荑、白芷各9克,薄荷4.5克,葱白2根,茶叶2克。

【制用法】上药共研为粗末,每日1剂,当茶频饮。

【主　治】鼻炎。

辛夷膏

【配　方】辛夷50克。

【制用法】研碎酒精浸泡3天,滤液加热成膏状,加20克无水羊白脑,100凡士林调均,即制成辛夷浸膏。涂纱条上,放入鼻内2～3小时,每天1次,10次1疗程。

【主　治】肥大性鼻炎。

辛夷苍耳汤

【配　方】辛夷6克,苍耳子10克,白芷10克,薄荷10克。

【制用法】水煎服。

【主　治】慢性鼻窦炎。

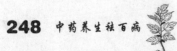

食疗药膳

辛夷百合粥

【原料】辛夷、百合各 20 克，粳米 100 克，白糖适量。

【做法】①将粳米、百合洗净，加清水 1000 毫升，大火烧开，转用小火慢熬至粥将成。

②加入辛夷（布包）和白糖调匀，继续熬至糖溶粥成即可。

【功效】健脾，通窍，益肺。

苍耳子芥菜汤

【原料】芥菜 640 克，苍耳子 20 克，辛夷花 20 克，蜜枣 20 克，生姜 3 克，盐 3 克。

【做法】①将苍耳子、辛夷花用清水洗净。

②将洗净的苍耳子、辛夷花均盛于干净的纱布袋内。

③芥菜用水洗净，去根须。

④生姜去皮，切片，洗净。

⑤蜜枣洗净备用。

⑥将苍耳子、辛夷花、芥菜、生姜、蜜枣放入已经煲滚的水中，煲 45 分钟，以盐调味，即可饮用。

【功效】祛风，通鼻窍。

中耳炎

Zhong er yan

急性化脓性中耳炎多因鼻咽部炎症感染，或因擤鼻方法不当，或婴

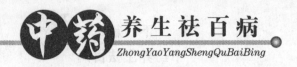
儿吮乳体位不当，或因鼓膜外伤、污水入耳等而致中耳腔感染化脓。中医称为脓耳。表现为耳深部锐痛，逐渐加重为跳痛、钻痛，当喷嚏、打呵欠时疼痛可连至头部，听力下降。局部检查，见鼓膜标志完全消失，呈暗红色，鼓膜外突，穿孔后有脓液从空孔渗出，呈闪光搏动；外耳道见有脓性分泌物。听力检查，为传导性耳聋。全身多伴发热、头痛、口苦咽干、食欲减退、大便秘结、小便黄赤、舌质红、苔黄腻、脉弦滑数。若为小儿，症状比成人为重，多见哭闹，烦躁不安，甚至出现神昏、项强等症状。当鼓膜穿孔后，脓液流出，邪热得以外泄，耳痛即明显减轻。

主治药材

◇ 蛇蜕

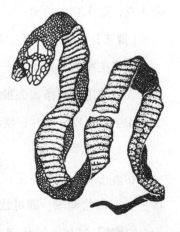

【形态特征】呈圆筒形，多压扁而皱缩，完整者形似蛇，长达 1 米以上，背部银灰色，或淡灰棕色，有光泽，鳞似菱形可椭圆形，衔接处呈白色，略抽皱凹下，腹部乳白色或略呈黄色，鳞近长方形，呈覆瓦状，排列体轻，质微韧，手撵有润滑感和弹性，气微腥，味淡或微咸。

【良品辨识】皮细、色白、条长、粗大、整齐不碎、无杂质者为良品。

【性味归经】味甘、咸，性平，有毒。归肝、脾经。

【功效主治】祛风、定惊、退翳消肿、杀虫，用于小儿惊厥、喉风口疮、目翳内障、疔疮、痈肿等症。

◇ 虎耳草

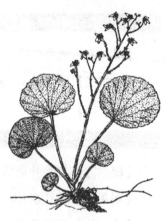

【形态特征】多年生常绿本。匍匐枝赤紫色，丝状。叶数片，丛生在茎基部；圆形或肾形，肉质而厚，先端浑圆，边缘浅裂状或波状齿，基部心脏形或截形；叶柄长，基部膨大。花茎由叶腋抽出，赤色；6~7月开花，总状花序，苞片卵状椭圆形，先端尖锐，小花柄密被红紫色腺毛；萼卵形，花瓣白色，不整齐；7~11月结果，蒴果卵圆形，顶端2深裂，呈嘴状。种子卵形，具瘤状突起。全草入药，全年可采，秋后为好。

【良品辨识】色黄绿、无杂质者为良品。

【性味归经】味微苦、辛，性寒，有小毒。归肺、脾、大肠经。

【功效主治】凉血解毒、祛风清热，用于咳嗽吐血、肺痈，风疹、湿疹、中耳炎、丹毒等症。

对症处方

蛇蜕外用药

【配　方】蛇蜕3克。

【制用法】研末，加冰片少许，香油调匀滴耳内。

【主　治】中耳炎。

虎耳草汁外用方

【配　方】鲜虎耳草适量。

【制用法】捣汁、滴入耳内。

【主　治】中耳炎。

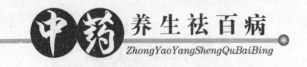

芫荽子枯矾散

【配　方】芫荽子略炒、枯矾各等量。

【制用法】冰片 1/10 量，研极细，每次吹入患耳中少许。

【主　治】中耳炎。

桑叶汁

【配　方】鲜桑叶适量。

【制用法】捣烂取汁。每次滴耳 1~2 滴，每天 3 次。

【主　治】化脓性中耳炎。

榴皮黄柏外用方

【配　方】石榴皮 50 克，黄柏 15 克。

【制用法】将上药加水煎 2 次，合并煎液，浓缩成 150 毫升。滴入耳内数滴，5 分钟后，用消毒棉签拭干，再滴再拭，反复 3~5 次，每日进行 2 次。

【主　治】化脓性中耳炎。

常用验方

猪胆白矾末

【配　方】白矾 9 克，猪胆 1 个。

【制用法】先将白矾捣碎放入猪胆内，阴干或烘干，研末过箩，用时用 39℃双氧水洗净耳，拭干脓液，用笔管吹入猪肝粉末，每 2~3 天用药 1 次。

【主　治】化脓性中耳炎。

泥鳅膏

【配　方】泥鳅 2 条。

【制用法】将泥鳅捣烂，贴敷于耳周围，每天换 1 次，数日可愈。

【主　治】急性中耳炎。

结膜炎

Jie mo yan

　　结膜炎是由细菌或病毒引起的，有急性和慢性两种。急性结膜炎病较急，易互相传染，甚至引起广泛流行的一类结膜炎。如急性卡他性结膜炎、流行性出血性结膜炎等。本病多见春秋季节，在学校、家庭等公共场所易发生流行。潜伏期 1～2 日，多为双眼发病，自觉异物感和烧灼感，分泌物多，一般不影响视力，如果殃及角膜时，有畏光、流泪现象，结膜充血显著，通常发病后 3～4 日症状达高峰，随后症状减轻，10～14 日可痊愈。

主治药材

◇ 夏枯草

【形态特征】多年生草本。茎方形，基部匍匐，高约 30 厘米，全株密生细毛。叶对生；近基部的叶有柄，上部叶无柄；叶片椭圆状披针形，全缘，或略有锯齿。轮伞花序顶生，呈穗状；小坚果褐色，长椭圆形，具 3 棱。花期 5～6 月。果期 6～7 月。夏季当果穗半枯时采下，晒干。

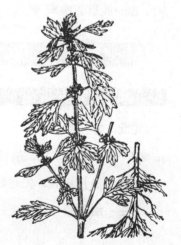

【良品辨识】粗长、色棕红，无叶梗

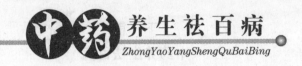
杂质，果穗大而干燥者为良品。

【性味归经】味苦、辛、性寒、归肝、胆经。

【功效主治】清肝火平肝阳、散结降压消肿，用于肝火上炎，肝阴不足、肝郁低火、痰火郁结等症。

◇ 市贼

【形态特征】多年生草本。根状茎横走。茎多分枝，呈轮状，节明显，节间中空，表面有纵棱。叶退化，轮生，下部连成筒状鞘。孢子囊穗长圆形，顶生，黄褐色；孢子叶帽状六角形，盾状着生，排列紧密，下生 5～6 个长柱形孢子。

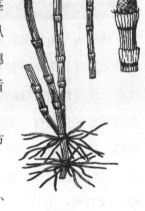

【良品辨识】茎粗长、色绿、质厚、不脱节者为良品。

【性味归经】味甘、苦，性平。归肺、肝、胆经。

【功效主治】疏风散热、解劝肌退翳，用于白内障、迎风流泪、肠风下血、脱肛、喉痛等症。

对症处方

夏枯草黄柏饮

【配　方】银花 10 克，菊花 10 克，板蓝根 10 克，黄柏 15 克，夏枯草 15 克，薄荷 6 克，生甘草 5 克。

【制用法】水煎，先趁热熏蒸双眼，至温后饮。早、晚各 1 次。

【主　治】急性结膜炎。

退翳汤

【配　方】木贼、桑叶、菊花、黄芩、蒲公英各 10 克。

【制用法】水煎服。

【主　治】急性结膜炎。

谷精千里汤

【配　方】鲜谷精草 30 克，鲜千里光 30 克。

【制用法】水煎服。

【主　治】眼结膜炎。

桑叶菊花汤

【配　方】冬桑叶 12 克，白菊花 9 克。

【制用法】水煎服，每日 1 剂。同时用桑叶适量，煎水洗眼。

【主　治】眼结膜炎、角膜炎、虹膜炎所引起的目赤涩痛或目赤流泪。

菊花地丁汤

【配　方】野菊花 15 克，紫花地丁 15 克，甘草 3 克。

【制用法】水煎服，每日 1 剂。

【主　治】急性结膜炎（火眼）。

常用验方

荸荠汁

【配　方】鲜荸荠适量。

【制用法】洗净去皮、捣烂，用洁净沙布挤汁液点眼睛，每次 2 滴，每日 3~4 次。

【主　治】风火赤眼（红眼病）。

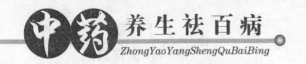

青鱼胆

【配　方】青鱼胆。

【制用法】首先将青鱼胆阴干，研碎过筛取极细粉末，点在眼角上。早、晚各1次。

【主　治】目赤障翳。

咽炎

Yan yan

慢性咽炎是指咽部黏膜、黏膜下及淋巴组织部位的炎症，可由急性咽炎反复发作及咽部经常受刺激转变而来，也可由慢性鼻炎、慢性扁桃体炎以及龋齿等影响造成。

患者咽部会出现异物感、干燥、发痒发涩、灼热及微痛等不适感；有粘痰、刺激陛咳嗽，总想不断清嗓，晨起症状尤为明显。严重时可伴有恶心、呕吐，但全身症状不明显。

诱发慢性咽炎的病因主要分为两大类，首先它与邻近器官疾病有关，如鼻腔、鼻窦、口腔、牙齿、牙龈、喉、气管、支气管等邻近器官的急、慢性炎症，沿着黏膜、黏膜下组织、局部淋巴和血液循环侵犯到咽部；其次，风湿、糖尿病、心脏病、贫血、肾炎、气管炎、慢性支气管炎、肺气肿、支气管扩张、结核、肝硬变及消化系统疾病造成的营养不良、便秘等，均可导致全身抵抗力下降、咽部血液循环障碍，进而引发咽炎。此外，慢性咽炎与饮食、气候、季节等因素也有关系。

主治药材

❖ 胖大海

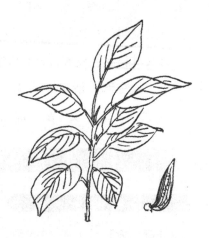

【形态特征】落叶乔木，高 30 ~ 40 米。树皮粗糙而略具条纹。叶互生；叶柄长 5 ~ 15 厘米；叶片革质，卵形或椭圆状披针形。花杂性同株，成顶生或腋生的圆锥花序。蓇葖果 1 ~ 5 个，着生于梗，基部呈船形，在成熟之前裂开；最初被疏柔毛，旋脱落。种子梭形或倒卵形，深黑褐色，表面具皱纹；子叶大，半圆形，胚乳丰富。

【良品辨识】棕色或暗棕色，有不规则皱纹，气微、味淡、嚼之有黏性者为良品。

【性味归经】味甘，性寒，有小毒。归肺、大肠经。

【功效主治】清热润肺，利咽解毒，润肠通便。用于肺热声哑，干咳无痰，咽喉干痛，热结便秘，头痛目赤。

❖ 淡竹叶

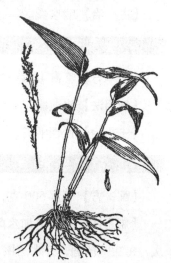

【形态特征】多年生草本，有木质缩短的根茎。须根细长，中部可膨大为纺锤形块根，黄白色，肉质。秆高 40 ~ 90 厘米，光滑无毛，丛生。叶互生，单叶；叶片披针形，先端尖，基部狭缩成短柄，有明显的小横脉，与纵向平行脉形成长方形的网格状。边缘有多数短刚毛；两

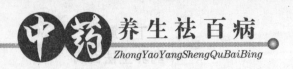

面无毛或有小刚毛。7～9月开花，圆锥花序；小穗条状披针形，有短柄。9～10月结果，果实椭圆形。

【良品辨识】体轻、质柔韧、气微味淡者为良品。

【性味归经】味甘、淡，性寒。归心、胃、小肠经。

【功效主治】清热，除烦，利尿。用于口渴、口舌生疮、牙龈肿痛、小儿惊啼、小便赤涩、淋浊等症。

对症处方

利咽汤

【配　方】胖大海2～3颗。

【制用法】煎汤或泡茶。

【主　治】咽炎。

淡竹叶汤

【配　方】淡竹叶5～10克。

【制用法】煎汤代茶饮。

【主　治】咽喉炎。

玄参桔梗汤

【配　方】玄参10克，桔梗5克，甘草3克。

【制用法】水煎服。

【主　治】慢性咽炎。

百部蜜膏

【配　方】百部500克，蜂蜜适量。

【制用法】将百部加水煎3次，取汁浓缩，加蜂蜜收膏。每日2～3次，每次1汤匙，开水送服。

【主　治】慢性咽喉炎。

朱砂根汤

【配　方】朱砂根30克。

【制用法】水煎，口含频频吞咽。

【主　治】咽喉炎。

食疗药膳

胖大海绿茶饮

【原料】胖大海3枚，绿茶、橄榄各6克，蜂蜜适量。

【做法】先将橄榄放入适量水中煎煮片刻，然后冲泡绿茶、胖大海，焖盖1~2分钟，调入蜂蜜，频饮。

【功效】利咽润肺，适用于咽喉肿痛。

银翘大海饮

【原料】胖大海3枚，金银花、连翘各9克，冰糖适量。

【做法】先将金银花、连翘放锅中，加300毫升水，煮至200毫升时，放入胖大海，焖半小时后，放冰糖饮用。

【功效】清热解毒，用于慢性咽炎。

口腔溃疡

Kou qiang kui yang

口腔溃疡也称作"口疮"，是发生在口腔黏膜、上颚、嘴唇、牙龈上的脓肘或溃烂，它也与自身免疫反应有关。每次发病至少需1个星期左右才会痊愈，有时会拖上更久。

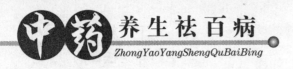

中医把口腔溃疡分为两类，第一类就是脾胃炽热型。本类型的口腔溃疡发病急、病程短，溃疡面大，会灼痛，而且溃疡表面的分泌物较多，溃疡面周围红肿，严重时还会有水疱，水疱表面是黄色的。

本症患者经常会口渴、口臭、咽喉痛、烦躁、大便干硬、尿黄、不好入睡。治疗上必须清热泻火，临床上常使用黄连。

第二类口腔溃疡是脾虚湿困型。本类型的口腔溃疡发病慢、病程长，会反复发作，而且溃疡表面灰白，溃疡的周围较不红肿，溃疡面较小，并且分泌物较少。

本症患者经常会有口淡无味，食欲差，便软，甚至腹泻，倦怠无力的情形。治疗上必须健脾利湿。

主治药材

◇ 黄连

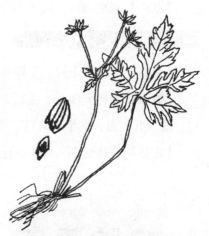

【形态特征】多年生草本，高约30厘米。叶从根茎长出，有长柄，指状三小叶；小叶有深裂，裂片边缘有细齿。花白绿色，5~9朵，顶生。果簇生，有柄。根茎横走，黄色，有多数须根，形似鸡爪。春、秋季采挖，除去根头和泥土，鲜用或晒干备用。

【良品辨识】质地坚实、切面黄色、气味苦者为良品。

【性味归经】味苦，性寒。归心、肝、脾、胃、胆、大肠经。

【功效主治】清热燥湿，泻火解毒，凉血止血。用于急性菌痢、急性胃肠炎、流脑、猩红热、霍乱、百日咳、大叶性肺炎、肺脓疡、阴道炎、子宫颈糜烂、化脓性中耳炎。

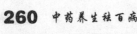

✧ 草珊瑚

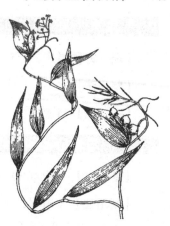

【形态特征】多年生常绿草本或亚灌木，高 80 ~ 150 厘米。根粗大，须根多。茎直立，绿色，无毛，带草质，节膨大。叶对生，革质，长椭圆形或卵状披针形，先端渐尖，基部稍圆，钝形或楔形，边缘有粗锯齿。表面深绿色，光滑，背面绿色。花淡黄绿色，顶生穗状花序，通常 2 ~ 3 枝聚生，无花被，雄蕊 1 枚，白色。浆果球形，熟时鲜红色。全株入药，秋季采收，晒干。

【良品辨识】深绿色或棕褐色、质脆、易断、断面淡棕色、气微香、无杂质者为良品。

【性味归经】味苦、辛，性微温。归心、肝经。

【功效主治】抗菌消炎，祛风通络，活血散结。用于肺炎、咽喉炎、流感。

对症处方

黄连酒

【配　方】黄连、黄酒各适量。

【制用法】同煎，时含呷之。

【主　治】口腔溃疡。

草珊瑚汤

【配　方】草珊瑚 20 克，莲子芯 5 克，蛇含 5 克。

【制用法】水煎 2 次，去渣，加蜂蜜少许，分次含服。

【主　治】口腔炎。

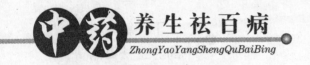

爵床灯心草汤

【配　方】爵床30克，灯芯草10克。

【制用法】水煎，1日2次分服，连服3天。

【主　治】口腔炎。

马鞭草汤

【配　方】马鞭草30克。

【制用法】水煎服，早、晚各1次，每天1剂，3天为1个疗程。

【主　治】口腔炎症。

决明子粥

【配　方】决明子适量。

【制用法】取上药，研为细末，每25克加水500毫升，煎成糊状，冷却后放灭菌瓶内备用。用时冲洗患处，涂抹或含漱。

【主　治】口腔溃疡。

◀ 食疗药膳 ●

黄连凉拌五味茄子

【原料】黄连1.5克，茄子2条，酱油膏2大匙，番茄酱3大匙，糖2大匙，黑醋2大匙，香油1大匙，葱末、姜末、香菜末各少许。

【做法】①将药材洗净，加1碗水煮成半碗药汁备用。

②茄子洗净，切段备用。

③锅中加水，水沸后放入茄子煮熟，放凉后入冰箱冰镇。

④将番茄酱和所有调味料及药汁、葱末、姜末、香菜末混合拌匀。

 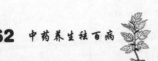

⑤食用时将冰镇后的酱料淋在茄子上即可。

【功效】清热泻火，凉血解毒，收敛疮口。

黄连卤冬瓜

【原料】黄连 1.5 克，冬瓜 600 克，姜片 4 片，香菜 10 克，盐少许，酱油 3 茶匙，沙茶酱 6 茶匙。

【做法】①冬瓜去皮、去籽，切块；香菜切碎；黄连洗净备用。

②冬瓜加水、酱油、沙茶酱、盐、姜片与黄连焖煮至烂，食用前加香菜即可。

【功效】清热泻火，凉血解毒，收敛疮口。

牙痛

Ya tong

　　牙痛是一种口腔疾病的症状，尤其是在得了蛀牙的情况下，那真是吃不下，睡不着。牙痛是各种牙病最明显的症状，千万不能忽视。一旦发生牙痛，要及时治疗，才能更好地保护牙齿健康。

　　牙痛的症状主要表现为牙龈红肿、遇冷热刺激会痛、面颊部肿胀等。牙痛大多由牙龈炎和牙固炎、龋齿（蛀牙）或折裂牙而导致牙髓（牙神经）感染所引起的。

　　中医则认为牙痛是由于外感风邪、胃火炽盛、肾虚火旺、虫蚀牙齿等病因所致。对于此类的牙痛症状，可用食疗来减轻疼痛，如肉苁蓉、绿豆、生石膏等都能治愈火热引起的牙痛。

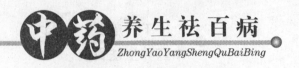
主治药材

◇ 荜茇

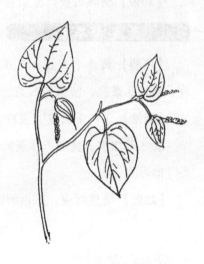

【形态特征】多年生草质藤本。茎下部匍匐，枝横卧，质柔软，有棱角和槽，幼时密被短柔毛。叶互生，纸质，叶柄长2~3.5厘米，叶片长圆形或卵形，全缘，上面近光滑，下面脉上被短柔毛，掌状叶脉通常5~7条。花单性，雌雄异株，穗状花序；雄蕊2，花丝短粗；雌穗总花梗长1.5厘米，密被柔毛，花梗短；花的直径不及1毫米；苞片圆形；无花被；子房倒卵形，无花柱，柱头3。浆果卵形，先端尖，部分陷入花序轴与之结合。

【良品辨识】条肥大、色黑褐、质坚、断面稍红、气味浓者为良品。

【性味归经】味辛、性热、归胃、大肠经。

【功效主治】温中散寒，下气止痛。用于脘腹冷痛，呕吐，泄泻，偏头痛；外治牙痛。

◇ 露蜂房

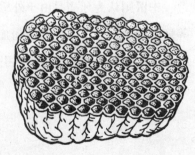

【形态特征】为大黄蜂或同属近缘昆虫的巢。呈圆盘状或不规则的扁块状，有的呈蓬状，有的重叠似宝塔，大小不一，灰白色或灰褐色。腹面有多数六角形小孔，颇似莲房。背面有1个或

 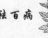

数个黑色凸出的硬柱。体轻，略有弹性，捏之不碎。

【良品辨识】单个、整齐、灰白色、桶长、孔小、体轻、略有弹性、内无幼虫及杂质者为良品。

【性味归经】味甘，性平。归肝、肺经。

【功效主治】祛风，解毒，散结，疗疮。用于急性乳腺炎，龋齿牙痛，淋巴结核等症。

对症处方

牙痛粉

【配　方】荜茇、白芷、细辛各3克，高良姜2.5克。

【制用法】共研细末。右边牙痛用左鼻孔吸上药；左边牙痛，用右鼻孔吸上药，每天早、中、晚各吸1次。

【主　治】牙痛。

荜茇升麻汤

【配　方】荜茇、升麻各6克，细辛3克，生大黄9克。

【制用法】水煎服。

【主　治】牙痛、头痛。

露蜂房汤

【配　方】露蜂房适量。

【制用法】煎水含漱。

【主　治】风火牙痛。

两面针各针汤

【配　方】谷精草10克，两面针10克。

【制用法】水煎服。

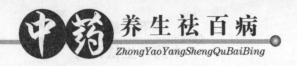

【主　治】牙痛。

细辛黄柏汤

【配　方】细辛3克，黄柏3克。

【制用法】水煎漱口。

【主　治】牙痛。

骨碎补生地黄汤

【配　方】骨碎补15克，生地黄10克。

【制用法】水煎服。

【主　治】肾虚牙痛。

食疗药膳

荔枝牙痛方

【原料】荔枝1个。

【做法】连壳烧煅成灰，研末擦牙。

【功效】用治牙痛。

生石膏牙痛方

【原料】生石膏、玄参、升麻各9克，细辛3克。

【做法】每日1剂。冷水煎20分钟，取头汁复用温水煎15分钟取2汁。两汁混合，早、晚饭后各服1次。入夜痛甚者，细辛可加至4.5～5克。

【功效】用治各种牙痛。

Kou chou

　　所谓口臭，是指因机体失调导致口内出气臭秽的一种病症。生活中的每一个人都或多或少地存在口臭的问题，对于那些口臭严重的人，不但使别人感到难受，自己也因口腔不洁而倍感苦恼。

　　口臭多表现为呼气时有明显臭味，刷牙漱口难以消除，含口香糖、使用清洁剂均难以掩盖，是一股发自内部的臭气。一些患者会感觉自己口腔中有一种腥臭的气味，很不舒服，不愿咽下食物，有人甚至会引起恶心呕吐。

　　口臭大多是因为特殊的食物癖好、口腔疾病、不讲究口腔卫生、假牙、身体疾病引起的。有些口臭则是由身体其他部位的疾病引起，如消化不良、化脓性支气管炎、肺脓肿等，都会经呼吸道排出臭味，表现为口臭。此外，邻近器官的疾病，如鼻咽部及鼻腔疾病（化脓性上颌窦炎、萎缩性鼻炎），也可导致口臭。

　　祖国医学认为"虚火郁热，蕴于胸胃之间则口臭，或肺为火灼口臭，或劳心味厚之人亦口臭。"而生活中常见的咸鱼头豆腐汤、黄瓜粥等都具有清热的功效，所以多食对清除口臭有益。另外，薄荷、藿香等对去除口臭也有一定的功效。

主治药材

◇ 藿香

【形态特征】多年生草木，高 30～120 厘米；全株有芳香气。茎直立，四棱形，略带红色，疏被柔毛及腺体。叶对生，叶柄细长，叶片卵

形或椭圆状卵形，先端渐尖或急尖，边缘
有钝齿，基部近心形；上面散生透明腺点，
下面有短柔毛及腺点。花小，密集茎顶成
圆筒状花穗，紫色，淡紫红色或白色。小
坚果倒卵状三棱形，黄色。夏季花初放时
采全草，阴干。

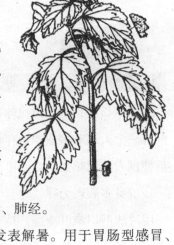

【良品辨识】茎枝色绿、叶多、无杂质
残根、香气浓者为良品。

【性味归经】味辛，性微温。归脾、胃、肺经。

【功效主治】芳香化湿，开胃止呕，发表解暑。用于胃肠型感冒、
急性胃肠炎、中暑等症。

◇ 薄荷

【形态特征】多年生草本，高 20 ~ 80
厘米。生于低山阴湿处，各地广为栽培。
茎方形，被逆生的长柔毛及腺点。单叶对
生，长圆形或长圆状披针形，边缘具尖锯
齿，两面有疏短毛，下面并有腺鳞。花小，
淡红紫色。小坚果长圆形，褐色。全体有
清凉浓香气。夏、秋割取地上部分，阴干。

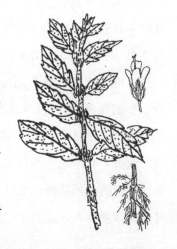

【良品辨识】叶多、色深绿、气味浓者
为良品。

【性味归经】味辛，性凉。归脾、肝经。

【功效主治】清凉，发汗，退热，祛风，止痒。用于流感、流脑、
乙脑初起、急性咽喉炎、扁桃体炎、急性结膜炎、过敏性鼻炎、副鼻窦
炎等症。

对症处方

藿香饮

【配　方】藿香适量。

【制用法】洗净煎汤，时时含漱，亦可用开水冲泡代茶饮用。

【主　治】口臭。

芳香饮

【配　方】芥穗、薄荷、薏苡仁、滑石、石膏各9克，桔梗、枳壳、生地黄、僵蚕、黄柏各6克，防风、前胡、猪苓、泽泻各4.5克，黄连、竹叶各3克，青黛1.5克。

【制用法】水煎服，日服1剂。

【主　治】口腔干燥及口臭。

粉葛根芷藿汤

【配　方】粉葛根30克，白芷、藿香各12克，公丁香6克，木香10克。

【制用法】加水煎汤，分多次含漱，每日1剂。

【主　治】口臭。

雄黄外用方

【配　方】青黛、雄黄、甘草、冰片各6克，牛黄、黄柏、龙胆草各3克。

【制用法】上药研细末，取10克，加白开水100毫升漱口，每日4次。

【主　治】口臭。

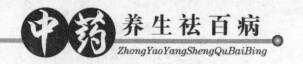

大黄外用方

【配　方】大黄、冰片各适量。

【制用法】大黄炒炭为末，每日清晨用大黄炭末酌加少量冰片，刷牙漱口。

【主　治】口臭。

食疗药膳

藿香粥

【原料】藿香15克，粳米100克，白糖20克。

【做法】①将藿香洗净，加水适量，煮15分钟，去渣，留药汁。

②将粳米淘洗干净，放入锅内，加入药汁，置武火上烧沸，再用文火煮30分钟，加入白糖搅匀即成。

【功效】开胃，止呕，解暑。对夏季胃酸多、头昏脑痛、呕吐、精神不振等患者尤佳。

薄荷薏仁汤

【原料】藿香6克，薄荷3克，荸荠5个，红薏苡仁100克，冰糖120克。

【做法】①药材洗净放入药袋备用。

②薏苡仁洗净泡水约半日，沥干；荸荠洗净，削皮备用。

③薏苡仁加水煮至快熟时。加入荸荠、药袋，再加入冰糖，继续煮10分钟，放凉后即可食用。

【功效】芳香化浊，清凉解热，祛湿调胃除口臭。

眼疲劳

Yan pi lao

中医认为，五脏六腑的精气都集中上注于两眼。当眼睛使用过度，会造成眼干涩、疼痛、红肿，甚至损伤视力，必须设法明目、解乏。

中医把眼睛疲劳分为两个类别。

肝肾不足：因用眼过度、长时间近距离注视（如看电脑、看书、雕刻）、眼睛老花、近视度数高、焦距对不好时，以致肝肾不足，出现眼睛疲劳、干涩疼痛、视力模糊、前额发胀、头晕目眩、耳鸣等症状。治疗时必须滋养肝肾，枸杞最为合适。

肝火上炎：因长时间熬夜、睡眠不足、喜欢吃辛辣或炸烤类食物，以致肝火上炎，出现眼睛疼痛、畏光、血丝密布，伴有口干舌燥、头痛、头面易出油、痤疮、大便干硬等症状。治疗时必须清肝泻火，以决明子最为合适。

主治药材

◇ 枸杞子

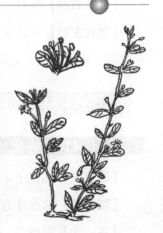

【形态特征】小灌木，约 1 米多高。枝条细长；叶片披针形或长椭圆状披针形，互生或丛生，叶腋有锐刺；7～8 月开淡紫红色或粉红色的花；花萼通常 2 裂至中部；花冠 5 裂，裂片边缘无毛，雄蕊 5 枚；9～10 月结果，成熟时红色，卵形或长椭圆形，长 6～21 毫米，

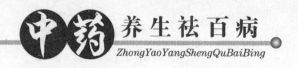
直径 3~10 毫米, 味甜; 种子多数。

【良品辨识】粒大、色红、肉厚、质柔润、粒少、味甜者为良品。

【性味归经】味甘、性平、归肝、肾经。

【功效主治】益精明目, 滋补肝肾。用于贫血, 早期老年性白内障, 神经衰弱, 慢性肝炎。

❖ 决明子

【形态特征】1 年生灌木状草本, 高约 1 米, 有恶臭气。叶互生, 偶数羽状复叶, 总轴在小叶间有腺体似线形, 托叶线状锥尖, 小叶有 6 枚, 膜质, 倒卵形或长椭圆形, 先端钝而有小锐尖, 表面近秃净, 背面被柔毛。花假蝶形, 鲜黄色, 腋生成对, 生于最上的聚生; 花期 6~8 月。荚果近四棱形, 细长而弯; 果期 9~10 月。

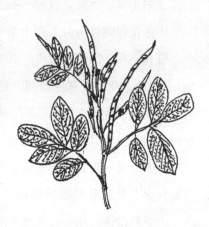

【良品辨识】颗粒饱满, 均匀、黄褐色者为良品。

【性味归经】味甘、苦、咸, 性微寒。归肝、大肠经。

【功效主治】清热明目, 润肠通便。叶的功效与种子相似。用于目赤肿痛、涩痛、羞明流泪、头痛眩晕、目暗不明、大便秘结。

◆ 对症处方

枸杞菊花饮

【配　方】枸杞子 8~12 颗, 菊花 2~3 朵。

【制用法】沸水冲泡, 浸闷 10 分钟, 代茶饮。

【主　治】眼疲劳, 眼干涩。

决明子茶

【配　方】炒决明子15克，绿茶3克。

【制用法】将决明子加水煎沸3~5分钟，趁热冲沏绿茶，频频饮服，每日2剂。

【主　治】眼干，视力模糊。

枸杞女贞汤

【配　方】女贞子30克，枸杞子15克，菊花6克。

【制用法】水煎，分2次服，每日1剂。

【主　治】阴血不足，视力减退。

大豆外用方

【配　方】生大豆20粒。

【制用法】研细末，每晚睡前白开水送服。

【主　治】视力减退。

枸杞榛仁汤

【配　方】枸杞子50克，榛子仁50克。

【制用法】水煎服，每日1剂。

【主　治】头晕目眩，视力减退。

食疗药膳

枸杞粟子鸡煲

【原料】枸杞子20克，粟子150克，鸡1只，料酒10克，盐5克，味精3克，鸡精5克，姜5克，葱10克，胡椒粉3克，棒子骨汤3000毫升。

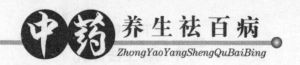

【做法】①将枸杞子洗净，去果柄、黑子及杂质；栗子去皮，一切两半；鸡宰杀后，去毛、内脏及爪，剁成4厘米见方的块；姜拍松，葱切段。

②将鸡块、枸杞子、栗子、料酒、姜、味精、葱、胡椒粉、棒子骨汤同放高压锅内，加入盐，置武火上烧沸，盖上压阀，30分钟后停火，凉凉，倒入煲内，盖上盖。

③将煲上桌，置炉上武火烧沸即成。

【功效】补肾明目，益气养血。

菊楂决朗饮

【原料】菊花3克，山楂15克，决明子15克。

【做法】①菊花洗净；山楂洗净，切片；决明子打碎。

②把菊花、山楂、决明子放入炖杯内，加水250毫升。

③把炖杯置武火上烧沸，再用文火煎10分钟即成。

【功效】疏风清热，明目降压。

第六章
中药养生保健

补中益气

Bu zhong yi qi

由于人体的元气不足，或者气在推动、防御、固摄和气化等方面的功能减退，引起身体的某些功能衰退、抗病能力下降等，就是气虚。

出现了气虚，要及时进行调理，不然会引起多种疾病，除了请医生治疗外，还应在日常生活中进行调理，选用一些补中益气作用的中药材，制成家庭药膳，慢慢调养。

养生中药

◇ 党参

【形态特征】多年生草本。根长圆柱形，直径 1～1.7 厘米，顶端有 1 膨大的根头；外皮乳黄色至淡灰棕色，有纵横皱纹。茎缠绕，长而多分枝，下部疏生白色粗糙硬毛，上部光滑，叶对生、互生或假轮生。被疏柔毛；叶片卵形或广卵形，先端钝或尖，基部截形或浅心形，全缘或微波状，

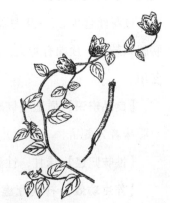

上面绿色，下面粉绿色，花单生，具细花梗；花萼绿色，圆状披针形，先端钝，光滑或有稍被茸毛；蒴果圆锥形，3室，有宿存花萼。种子小，褐色有光泽。秋季挖根，用木板反复搓揉，最后晒干。

【良品辨识】状如蚯蚓头，表面有低沟，棕黄或淡棕色，质坚硬，断面皮部淡棕色，内部黄白色，有特异臭味者为良品。

【性味归经】味甘，性平，归脾、肺经。

【养生功效】补中益气，养血生津，为平补保健中药。有强壮作用，能增强身体抵抗力，使红细胞增加，白细胞减少，也可以使周围细胞扩张，降低血压，并能抑制肾上腺的升压作用。

✧ 黄芪

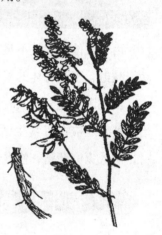

【形态特征】多年生草本，高50～100厘米。主根肥厚圆柱形，外皮土黄色或棕红色，稍带木质，不易折断。嫩枝有细棱，有柔毛。叶互生，单数羽状复叶，小叶片椭圆形或长圆状卵形，顶端钝圆或微凹，叶面绿色，无毛，叶背有伏贴的白色柔毛；托叶离生，卵形；无小托叶。6～8月开花，花黄色或淡黄色，组成总状花序生于枝顶或叶腋；花冠蝶形，雄蕊10枚，其中9枚花丝合生。7～9月结果，果为荚果，半椭圆形，稍扁，半透明膀胱状鼓起，顶端有刺尖，内有几粒黑色种子。根于春秋二季挖，晒干备用。

【良品辨识】质地坚韧断面有强纤维性，气味微弱，味道微甜，有豆腥味者为良品。

【性味归经】味甘，性温。入脾、肺经。

【养生功效】补气疗虚，解毒排脓，利尿生肌。有抗衰老、强心、

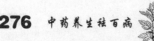

保护肝脏、兴奋中枢神经系统等多方面作用，有降压、利尿、增加血浆蛋白、降低尿蛋白等作用。

食疗药膳

补虚正气粥

【原料】黄芪 20 克，党参 10 克，粳米 100 克，白糖适量。

【做法】①将黄芪、党参切片，用清水浸泡 40 分钟。

②将黄芪、党参加适量水煮，提取浓缩汁 30 毫升。

③粳米洗净煮粥，粥将熟时加入黄芪、党参浓缩液及白糖，稍煮片刻即可。

【功效】具有补正气、疗虚损、抗衰老等功效。

黄芪炖猪肚

【原料】生黄芪 20 克，猪肚 500 克，料酒 15 克，姜、葱各 10 克，盐 3 克。

【做法】①将猪肚洗净，切成 4 厘米见方的块，黄芪切成薄片，姜切片，葱切花。

②将猪肚、黄芪、料酒、姜、葱放入炖锅内，加水适量，置武火上烧沸，再用文火炖煮 50 分钟，加盐拌匀即成。

【功效】补气升阳，益气护胃。

党参苡仁鸭

【原料】党参 30 克，苡仁 30 克，鸭 1 只，料酒 15 克，盐 6 克，生姜 6 克。

【做法】①将鸭宰杀，去毛、内脏及爪，党参洗净，切 3 厘米的段，苡仁洗净去杂质，姜拍散。

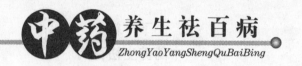
②将党参、苡仁放入鸭，将鸭放入炖锅中，加水适量，放入料酒、生姜。

③将炖锅置武火上烧沸，再用文火炖煮50分钟，加入盐即成。

【功效】清热、祛湿、补虚。肠伤寒患者康复期食用尤佳。

党参鸡肉冬瓜粥

【原料】鸡胸脯肉200克，冬瓜200克，党参3克，盐、绍兴酒各适量。

【做法】①将鸡胸脯肉洗净切块，冬瓜洗净切成片。

②将鸡肉与党参放入沙锅中，加适量的水以小火炖至八分熟，再放入冬瓜片，加盐、绍兴酒调味，至冬瓜熟透即可食用。

【功效】益气，健脾利湿。

补血养血

Bu xue yang xue

血虚是血液运行失常的一种表现，是指血液生成不足或血的滋养功能减退的一种病理状态。

血虚的人容易感到疲劳，工作和学习的时候很难集中精神，耐力变差，在日常的生活中稍有不慎就会感冒，抵抗力明显下降；情绪也不稳定，容易烦躁。血虚除了影响身体健康外，对皮肤、毛发、五官等也很不利，影响人的美丽容颜。

所以，如果发现自己的血虚的状况，要及时治理，生活中要避免过度劳累，尤其不要思虑过度，应保持乐观稳定的心态。

养生中药

◆ 当归

【形态特征】多年生芳香草本，高达 1 米。茎直立，稍带紫色，具明显纵沟纹。叶互生，2～3 回奇数羽状分裂，叶片卵形，小叶 3 对，叶面深绿色，膜质有光泽，边缘重锯齿状或缺刻，叶柄基部扩大成鞘状长达叶柄的一半。花白色，顶生复伞形花序，花期 6～7 月。双悬果。带有翼形附属物；果期 7～8 月。

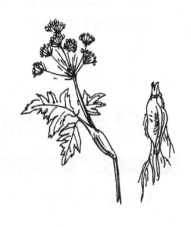

【良品辨识】油润、外皮棕黄或黄褐色、断面色黄白，主根粗壮、质坚实、香味浓郁者为良品。

【性味归经】味甘、平，性温，归心、肝、脾经。

【养生功效】补血、活血、调经，消肿止痛，润肠通便。

◆ 熟地黄

【形态特征】多年生直立草本，高 10～30 厘米。块根纺锤形或条状，肥厚肉质，野生的则为长条形，较细，表面黄色。叶多基生，莲座状，叶柄长 1～2 厘米；叶面多皱，叶背带紫色；茎生叶较基生叶小很多。6 月开花，花外面紫

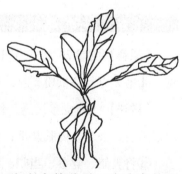

红色或暗紫色。7～8 月结果，果实卵形，内有多数种子。取洗净的生地黄加黄酒拌匀（50 千克生地黄加黄酒 25 千克），隔水炖或蒸至酒吸尽，取出，晒至外皮黏液干燥，即为熟地黄。

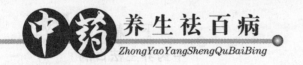

【良品辨识】内外均为漆黑色，有光泽，断面润泽，中心部常有光亮的油脂块，黏性大，质柔软，味甜，块大，软润，乌黑有光泽者为良品。

【性味归经】味甘，性微温，归肝、肾经。

【养生功效】补血滋阴、补精益髓，熟地黄配当归、白芍、川芎治疗血虚证。熟地黄配白芍能养肝，配柏子仁能养心，配龙眼肉能养脾，配麻黄则通血脉。

食疗药膳

当归火锅

【原料】当归片 20 克，鱼肉 400 克，豆腐 3 块，鸡高汤、盐各适量。

【做法】①将鱼肉切片，豆腐切小块，香菇泡软切片。

②将鸡汤放入火锅中，并将当归全部放入汤内，以大火煮开改用中火煮 20 分钟，加盐调味。

③将鱼片、豆腐、香菇下锅，煮开即可食用。

【功效】补血活血、御寒。

当归炖乳鸽

【原料】党参 20 克，当归 15 克，乳鸽 1 只，姜 4 克，葱 8 克，盐 3 克，味精 2 克，胡椒粉 2 克，鸡油 25 克，料酒 10 克。

【做法】①将党参润透，切成 4 厘米长的段；当归润透，切片；乳鸽宰杀后，去毛、内脏及爪；姜切片，葱切段。

②将乳鸽、党参、当归、姜、葱、料酒同放炖杯内，加清水 800 毫升，置武火上烧沸，再用文火炖煮 30 分钟，加入盐、味精、胡椒粉、鸡油，搅匀即成。

【功效】补气血。

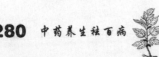

熟地鹅肉

【原料】鹅肉 500 克，熟地黄 30 克，葱 1 根（切花），生姜末 30 克，绍兴酒 1 小匙，高汤、油、盐、花椒粉、肉桂粉各适量。

【做法】①将鹅肉切块，用清水漂洗干净，加绍兴酒、酱油拌匀，放入温热的油锅中炸至金黄色后捞起沥油。将熟地黄加适量的清水放入蒸笼内蒸 15 分钟，取出。

②起油锅，放入葱花、生姜、豆瓣酱翻炒爆香，倒入鹅肉、熟地黄及熟地黄原汁，加入其余调味料，烧开后以小火转为浓稠状时，起锅装盘即成。

【功效】滋阴养血，益气，凉血解毒，利肠美容。

熟地补血汤

【原料】熟地黄 15 克，当归 12 克，白芍药 10 克，鸡血藤 15 克。

【做法】①将以上四味补药洗净，加入清水，浸渍 2 小时后，煎煮 40 分钟，取汁温服。

②药渣再加清水，煎煮 30 分钟，取汁再喝。每日 1 剂，早、晚各服 1 次。

【功效】补益精血，滋养肝肾。

补肾养精

Bu shen yang jing

人体的肾精如果充足，既可以通过正常的生理渠道将肾精排泄到体外，从而形成男性的泄精和女性的月经，也可以在必要的时候将肾精转化为其他形式，如气、血、津、液等，输送到脏腑器官去

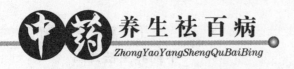
发挥濡养作用。所以，中医养生理论向来十分重视养精、保精和炼精的养生作用。

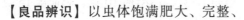

养生中药

◇ 冬虫夏草

【形态特征】虫体似蚕，表面深棕黄色至黄棕色，有环纹 20～30 个，近头部的环纹较细。头部红棕色，足 8 对，中部 4 对较明显，质脆，易折断，断面略平坦，淡黄白色。子座单生，细长圆柱形，表面深棕色至棕褐色，有细纵皱纹，上部稍膨大，质柔韧，断面纤维状，类白色。

【良品辨识】以虫体饱满肥大、完整、坚实、色黄、断面充实、类白色，菌座（子座）短壮，气香浓郁者为佳。市面上常有伪虫草，通常是用淀粉伪造成虫草模样，涂以颜色，但其质硬脆，娄面有淀粉质，加碘后变蓝。

【性味归经】味甘，性平，归肺、胃经。

【养生功效】补精髓、益肾壮阳、补肺平喘。

◇ 鹿茸

【形态特征】锯口直径 4．5 厘米，外皮红棕色，表面密生红黄色细茸毛，上密下疏，分岔间具 1 条灰黑色箭脉，皮茸紧贴，锯口黄白色，外围无骨质，中部密布细孔，体轻，气微腥，味微咸。

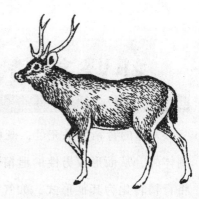

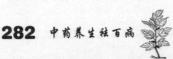

【良品辨识】粗大、挺圆，顶端丰满，质嫩、毛细，皮红棕色有细润光泽者为良品。

【性味归经】味甘、咸，性温，归肝、肾经。

【养生功效】滋补精髓，壮阳益肾，强筋益肾，强筋健骨。

食疗药膳

虫草鸡汤

【原料】鸡1只，冬虫夏草25克，龙眼肉15克，大枣6枚，调味料适量。

【做法】①鸡宰杀，去毛、内脏，洗净。

②将鸡蛋和其他材料一起放入瓦瓷内，加清水适量，煲3小时，饮汤食肉。

【功效】益精髓，补血滋阴，补肺肾。

虫草鸽肉汤

【原料】山楂15克，冬虫夏草10克，白鸽肉4只（300克），姜5克，葱10克，蒜15克，盐5克。

【做法】①把山楂洗净，去核，切片，虫草用酒浸泡，洗净；白鸽宰杀后去内脏，毛及爪，用沸水焯去血水，沥下水分，一切两半；姜切片，葱切段，大蒜去皮切片。

②把鸽肉放炖锅内，加入山楂、虫草、姜、葱、盐、大蒜，加清水1200毫升。

③把炖锅置武火上烧沸，再用文火炖50分钟即成。

【功效】补肾益精。

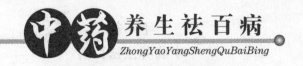
鹿茸鸡汤

【原料】鹿茸 3 克，嫩鸡肉 100 克，盐适量。

【做法】①将嫩鸡肉洗净，切片，置于炖盅内。

②再加鹿茸，清水适量，炖煮 1 小时，加盐调味即可。

【功效】温补肾阳。

鹿茸竹丝鸡汤

【原料】鹿茸 4 克，淮山 40 克，竹丝鸡 120 克。

【做法】①鹿茸、淮山洗净；竹丝鸡肉去皮，洗净切块，放入开水中煮 5 分钟，取出过冷水。

②把用料放盅内，加适量水，隔水慢火炖 2 ~ 3 小时，汤成趁热服。

【功效】此汤功能温壮肾阳、收敛止带。鹿茸为滋补肾阳之药，补肾阳、益精血。

补阴滋阴

Bu yin zi yin

阴虚证是指体内津液、精血等阴液亏少，使制阳、濡养、滋润等作用减退所表现的虚热证喉。

引发阴虚的原因很多。可能是长期生病，伤耗阴液。可能是心情不好，精神抑郁，情绪波动太大，或者纵欲过度、房事无节制，或者是过多服用温躁的保健品等，这些都会慢慢地损耗阴液。如果阴液亏少，身体就会失去濡润滋养，同时由于阴不制阳，使阳热之气相对偏旺而生出内热，从而表现为虚热、干燥不润、虚火躁扰不宁等。

养生中药

◇ 百合

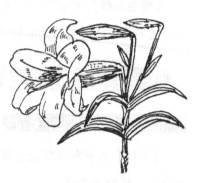

【形态特征】生于土壤深肥的山坡、草丛中。多年生草本，高60～100厘米。鳞茎球形，肉质，色白，先端常开放如荷花状。茎直立，有紫褐色斑点。叶4～5列，互生，叶片线状披针形至长椭圆状披针形，全缘或微波状。叶脉5条，平行。花大，单生于茎顶，喇叭状，乳白色（细叶百合花为红色）。蒴果长椭圆形。秋、冬季采挖，剥取鳞片，沸水焯过，焙干。

【良品辨识】以鳞叶肥厚、瓣匀、色白而微黄、质细腻而硬、筋少、味微苦者为良品。

【性味归经】味甘，性寒，归心、肺经。

【养生功效】养阴润肺，清热安神。

◇ 麦冬

【形态特征】多年生常绿草本，高15～40厘米。地下具细长匍匐枝。须根顶端或其一部分膨大成肉质的块根。叶多数丛生，窄线形，长15～40厘米，宽0.1～0.4厘米。花茎从叶丛间抽出，上部生多数淡紫色花。浆果球形，蓝黑色。

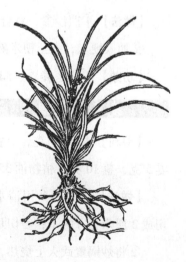

【良品辨识】身干、个肥大、质柔软、半透明、表面淡黄白色、气香、味甜、嚼之发黏者为良品。

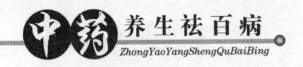
【性味归经】味甘、微苦，性微寒。归心、肺、胃经。

【养生功效】养阴生津、润肺清心。此外，麦冬能改善心绞痛症状，能升高或降低血糖，能促使胰腺细胞修复。

食疗药膳

香菇烧百合

【原料】鲜香菇200克，鲜百合100克，鲜汤100克，精盐、味精各适量，植物油少许。

【做法】①鲜香菇洗净后挤干水分，切片；鲜百合除去老皮，改刀切成瓣。

②炒锅内加少许植物油，旺火烧热后放入鲜香菇片，鲜百合瓣煸炒片刻，倒鲜汤后烧5分钟，再加精盐、味精即成。

【功效】滋阴补肺，清热安神。

百合粥

【原料】百合、沙参各20克，粳米60克，冰糖适量。

【做法】①煎沙参、百合，去渣取汁。

②加入粳米，煮至粳米熟加入冰糖，再稍煮为稀粥。

【功效】养阴、养胃、润肺、止咳。

麦冬烧豆腐

【原料】麦冬20克，豆腐300克，料酒10克，盐4克，味精3克，姜5克，葱10克，植物油35克。

【做法】①将麦冬用清水浸泡一夜，捶扁，取出内梗；豆腐洗净，切成2厘米见方的丁；姜切片；葱切段。

②将炒锅置武火上烧热，下入植物油，烧至六成热时，下入姜、葱

 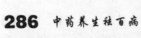

爆香，随即下入麦冬、料酒、豆腐、盐、味精即成。

【功效】滋阴清热，利尿，减肥，降压。

麦冬知母蜂蜜水

【原料】麦冬 15 克，知母 12 克，玉竹 15 克，沙参 30 克，蜂蜜适量。

【做法】将以上材料以水煎煮后，滤取药汁，再加入蜂蜜调匀后服用即可。

【功效】养阴润肺，滋阴润肠。

壮阳固精

Zhuang yang gu jing

人体内的阳气不足，或者阳气的温、推动、气化等机能减退，气、血、津液等动行迟缓，人体会呈现出畏寒和衰弱的状态，这就形成了阳虚。

治疗和调养阳虚证有很多方法，其中，药补是比较好的调理方法，可以根据中药的性味功用，选择合适的补益药来制成药膳。

养生中药

◇ 附子

【形态特征】多年生草本，高约 1 米。块根，通常 2 个连生在一起，纺锤形至倒卵形，黑褐色，栽培种侧根肥大，倒卵圆形至倒卵形。叶互生，革质，卵圆形，掌状深裂。花紫色或白色，腋生或顶生，呈总状圆锥花序；花期 6 ~ 7 月。蓇葖果长圆形，果期 7 ~ 8 月。

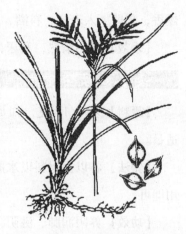

【良品辨识】盐附子以个大、体重、色灰黑，表面起盐霜者为佳，切面油润有光泽者为佳，白附片以片匀、黄白色、油润、半透明状者为佳。

【性味归经】味辛、甘，性大热，有毒，归心、肾、脾经。

【养生功效】补火助阳，回阳救逆，逐风寒湿邪。

❖ 肉桂

【形态特征】常绿乔木，高10～15米。枝、叶、树皮干时有浓烈香气。树皮灰色或灰褐色，枝无毛，嫩枝略呈四棱形。叶互生，单叶，鲜叶嚼之有先甜后辣的浓郁的肉桂特有香味；叶片长圆形或近披针形，花期6～8月，花小，黄绿色。排成圆锥花序，生于叶腋，花序与叶片等长，有黄色短绒毛；花被裂片6片；发育雄蕊9枚。果期10～12月，果实长圆形，成熟时紫黑色。

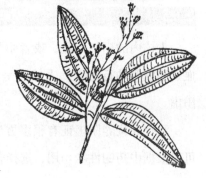

【良品辨识】肉厚，断面紫红色，油性大，香气浓，味甜，微辛，嚼之无渣者为良品。

【性味归经】味辛、甘，性大热，归脾、肾、心经。

【养生功效】补火助阳，温经通脉。

食疗药膳

附子蒸羊肉

【原料】鲜羊肉100克，制附子30克，肉清汤、姜片、葱节、葱

 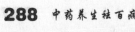

花、精盐、油、味精、料酒、胡椒粉各适量。

【做法】①将鲜羊肉刮洗干净，整块随冷水下锅煮熟，切成肉块。

②取大碗1个，放入羊肉块（皮朝上）、制附子、肉清汤、料酒、油、姜片、葱节、精盐，然后隔水蒸3小时。食用时，撒上葱花、味精、胡带领粉即成。

【功效】补阳强心，壮骨。

肉桂羊肉汤

【原料】肉桂6克，羊肉500克。

【做法】将6克桂皮放在500克左右的炖羊肉中，炖熟之后，吃肉喝汤。

【功效】温中健胃、暖腰膝。

姜附狗肉

【原料】熟附片15克，净狗肉1000克，生姜150克，盐、味精各适量。

【做法】①狗肉洗净切块。

②熟附片放入沙锅中，煎煮2小时。

③将狗肉、生姜一同放入沙锅中，直到狗肉熟烂，加盐、味精即可。

【功效】壮阳肾精，温肾散寒。

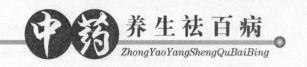
生津益液

Sheng jin yi ye

津液是人体内各种正常水液的总称，包括各脏腑组织器官的内在体液及正常的分泌物，如胃液、肠液、唾液、关节液、泪液、津液以水分为主体，含有大量的营养物质，是构成人体和维持生命活动的基本物质。滋润养津液要从脾、肺、肾几处入手，可以补用一些有生津润肺等功能的药物，如玉竹、芦根、银耳、枇杷、野菊花、天花粉等，可根据具体情况制成茶汤、药膳等。

◆ 养生中药

◇ 玉竹

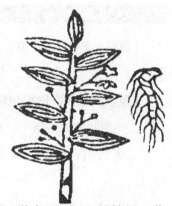

【形态特征】多年生草本，地下根茎横走，黄白色，密生多数细小的须根。茎单一，光滑无毛，具棱。叶片略带革质，椭圆形或狭椭圆形，上面绿色，下面淡粉白色，叶脉隆起。4～5月开花，花被筒状，白色，裂片卵圆形或广卵形，带淡绿色；雄蕊，着生于花被筒的中央，花药狭长圆形，黄色。8～9月结果，浆果球形，成熟后紫黑色。

【良品辨识】条长、肉肥，黄白色，光泽柔润者为良品。

【性味归经】味甘，性微寒，归脾、胃经。

【养生功效】养阴润燥，生津止渴。

 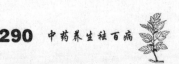

◇ 银耳

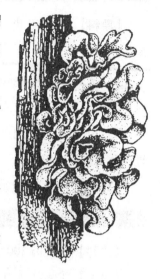

【形态特征】由数片至 10 余片薄而多皱褶的瓣片组成呈菊花形，牡丹花形或绣球形，白色或类黄色，表面光滑有光泽，基蒂黄褐色，角质，硬而脆，浸泡水中膨胀，有胶质，气微，味淡。

【良品辨识】干后收缩，角质，硬而脆，纯白色或略带黄色，为良品，选购时，如果根部变黑，外观呈黑色，有异味，表明已变质；颜色特别白的多用硫黄熏蒸过，有损人体健康，应买颜色淡黄而没有刺激性气味的银耳。

【性味归经】味甘，性平，归肺炎、胃、肾经。

【养生功效】养胃生津，润肺滋阴，补肾益精，强心健脑。

食疗药膳

玉竹烧茄子

【原料】玉竹 30 克，茄子 500 克，酱油 20 克，白糖 10 克，姜 5 克，葱 10 克，盐 5 克，味精 3 克，植物油 35 克。

【做法】①玉竹用水润透，切成 4 厘米长的薄片；茄子切成细丝；姜切丝，葱切花。

②将炒锅置武火上烧热，加入植物油，烧至六成热时，加入姜、葱爆香；下入茄丝、玉竹、酱油、白糖，加水 100 毫升，用中火烧煮，熟后加入盐、味精即成。

【功效】滋阴，清热，美容，消肿。

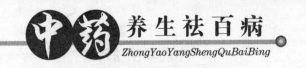

玉竹参鸭汤

【原料】玉竹50克，沙参50克，鸭1只，葱、生姜、味精、精盐各适量。

【做法】①将鸭宰杀后，去毛和内脏，洗净，放入沙锅（或瓷锅）内，再将沙参、玉竹放入。

②加适量水，先用武火烧沸，再用文火焖煮1小时以上，使鸭肉熟烂，放入调料即可。

【功效】补肺，润燥。

银耳雪梨炖瘦肉

【原料】猪瘦肉100克，雪梨50克，银耳3克，蜜枣1个。

【做法】①将猪瘦肉洗净，沸水略煮后切块。

②将猪瘦肉与洗净的银耳和雪梨（切块）、蜜枣放入炖盅内，加水300毫升，隔水炖1小时即可。

【功效】有清肺热、利咽生津、清热解暑、滋阴润燥等功效。

香蕉百合银耳羹

【原料】干银耳15克、鲜百合120克，香蕉2根，枸杞子5克，冰糖100克，水3杯。

【做法】①将干银耳用水泡2个小时，拣去老蒂及杂质后撕成小朵，加水4杯入蒸茏蒸半个小时后取出备用。

②将新鲜百合剥开，洗净，去老蒂备用。

③香蕉洗净去皮，切为厚约0.3厘米的小片。

④将所有材料放入炖盅中，加调料入蒸笼蒸半个小时即可。

【功效】养阴润肺、生津整肠。

养心安神

Yang xin an shen

　　心的生理功能包括推动血液流动、主管精神活动，这就是古人所概括的"主血脉"和"主神志"两个方面。

　　心行血以输送营养物供养全身，心也生血，使血液不断地得到补充。

　　心藏神，人体的一切精神意识思维活动，都是脏腑生理功能的反映，五脏六腑必须在心的统一指挥下，才能进行统一协调的正常生命活动。

养生中药

◇ 珍珠

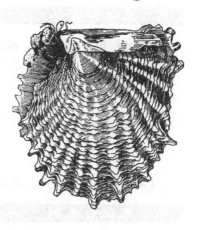

【形态特征】呈类球形，长圆形，卵圆形或棒形，表面类白色浅粉红色，半透明，光滑或稍有凹凸，具特有的彩色光泽，质地硬，破碎面显层纹，无臭，无味。

【良品辨识】颗粒圆整、光泽透明、有光、质地坚硬者为良品。

【性味归经】味甘、咸，性寒。归心、肝经。

【养生功效】安神定惊、清热滋阴、明目、解毒、润泽肌肤。

◇ 酸枣仁

【形态特征】生于山坡阳处，常自成灌木丛。落叶灌木或小乔木。

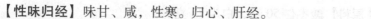

枝直立，枝上具刺。叶互生，椭圆形或卵状披针形，托叶常为针刺状。花2～3朵，簇生于叶腋；花小，黄绿色；萼片、花瓣及雄蕊均为5。核果近球状或广卵状，熟时暗红褐色，果肉薄，味酸；果核两端常为钝头。花期4～5月，果期9～10月。

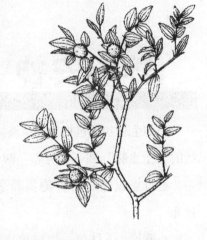

【良品辨识】粒大饱满、外皮紫红色、无核壳者为良品。

【性味归经】味甘、酸，性平。归心、肝、胆经。

【养生功效】养心、安神、敛汗。

食疗药膳

枣仁芹菜汤

【原料】鲜芹菜90克，酸枣仁8克。

【做法】①鲜芹菜切段，酸枣仁洗净，同放入沙锅，加适量水共煮。

②武火烧沸，文火慢煮。煮好成汤后，弃去芹菜段和酸枣仁渣，饮汤。

【功效】有平肝清热、养心安神的功效。

枣仁白米粥

【原料】酸枣仁50克，白米75克。

【做法】①先装将酸枣仁放入锅内，加适量清水，煎煮20分钟，滤去药渣，保留药汁。

②再将白米淘洗干净，放入锅内，与药汁一起用大火煮20分钟后，

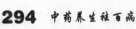

转用小火煮至米成稠粥即可。空腹时食用，一次服完。

【功效】养肝补血，宁心安神。主治神经衰弱、心肝血虚、心神不宁、失眠多梦、体虚多汗等。

枣仁茶饮

【原料】酸枣仁60克，茶叶、白糖各适量。

【做法】①将酸枣仁炒香与茶叶共研成细末。

②每次饮用时，取6克水泡，加入白糖或不加糖饮用。

【功效】宁心、安神、补肾。

口含珍珠粉

【原料】珍珠粉。

【做法】①将0.3克珍珠粉倒入舌下，抿含4~5分钟，然后用温水清洁口腔。

【功效】长期服用，可促进睡眠，保持肌肤健康润泽。

补肝养肝

Bu gan yang gan

肝的主要生理过程是主疏泄和主藏血。

肝主疏泄，能调节人的情志活动，协助脾胃消化。

肝主藏血，是指肝脏具有贮藏血液、防止出血和调节血量的功能。

可以用一些对肝脏具有补益作用的中药，起到无病防病、有病调理的作用。常见的补肝中药有枸杞子、何首乌、夏枯草、女贞子、决明子等，可以适当选用。

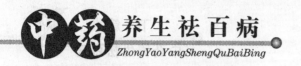

养生中药

◇ 何首乌

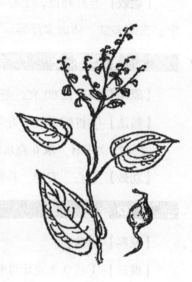

【形态特征】多数地区有野生。3~4
月生苗，然后蔓延在竹木墙壁间。茎为
紫色，叶叶相对，像薯蓣但没有光泽。
夏、秋季开黄白花，如葛勒花。种子有
棱角，似荞麦但细小，和粟米差不多。
秋、冬季采根，大的有拳头大，各有5
个棱，瓣似小甜瓜，有赤色、白色两种，
赤色为雄，白色为雌。8~9月采花，九
蒸九晒，可以当粮食。

【良品辨识】质重、坚实、显粉性者为良品。

【性味归经】味苦、甘、涩，性温。归心、肝、肾经。

【养生功效】补肝益肾、养血解毒、润肠通便。

◇ 女贞子

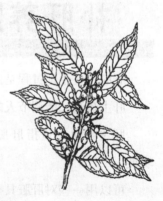

【形态特征】常绿乔木或大灌木。树皮
灰色，枝条光滑，具皮孔。叶对生，卵圆或
长卵状披针形。圆锥花序，顶生，花白色。
浆果状核果，成熟时蓝黑色，肾形，表面有
白粉。花期6~7月，果期8~12月。

【良品辨识】粒大、饱满、色黑紫者为
良品。

【性味归经】味甘、苦，性凉。归肝、肾经。

【养生功效】滋补肝肾，明目乌发，滋阴清热。

食疗药膳

首乌大枣粥

【原料】粳米 50 克，何首乌 20 克，大枣 10 枚。

【做法】①将何首乌洗净、晒干、碾碎。粳米、大枣淘洗干净。

②将粳米、大枣放入锅内，加适量水煮沸。

③投入何首乌碎末搅匀，再文火煮至粥稠即可。

【功效】乌发生发，平肝降脂。

首乌炒鸡肝

【原料】制首乌 20 克，鸡肝 200 克，黑木耳 20 克，莴笋 50 克，淀粉 30 克，鸡蛋清 1 个，盐 5 克，味精 3 克，料酒 15 克，姜 5 克，葱 10 克，植物油 50 克。

【做法】①将制首乌同黑豆一起煮软，制首乌切薄片；鸡肝洗净，切成薄片，加淀粉、酱油、鸡蛋清、盐、味精，抓匀；莴笋洗净，切成薄片；姜切片，葱切段。

②将炒锅置武火上烧热，加入植物油烧至六成热时，下入姜、葱爆香，放入首乌片、鸡肝片、黑木耳、莴笋片、料酒、盐、味精、炒熟即成。

【功效】补肝肾、疗疳积、益气血。

女贞龙眼猪肉汤

【原料】女贞子 60 克，龙眼肉 20 克，猪肉 60 克，盐适量。

【做法】①把全部配料放入锅内，加清水适量。

②以大火煮沸后，用小火煲 2 小时，再用盐调味即可。

【功效】补肝肾、益心脾。

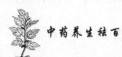

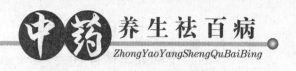

女贞芝麻瘦肉汤

【原料】女贞子40克，黑芝麻30克，猪瘦肉60克。盐适量。

【做法】①猪瘦肉洗净，切片；女贞子、黑芝麻适量。

②把全部材料放入锅内，加清水适量，以大火煮沸后，用小火煲1小时，以盐调味即可。

【功效】补肾黑发、益精养颜。

健脾养胃

Jian pi yang wei

在所有人群中中老年人容易患脾胃虚弱证。由于人到中年，身体的各个器官逐渐衰老，消化功能减退，加上有些人在年轻时劳累过度，或饮食上没有注意调理，时间一长就损伤了脾胃，加重了脾胃的虚弱。所以，中老年人尤其应该注意保养脾胃。可以多食用一些健脾益胃的补益药物，如山药、莲子、山楂等。

养生中药

◇ 陈皮

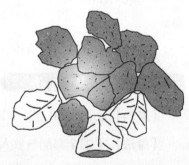

【形态特征】小乔木，树形扩散，树冠常呈扁圆头状，一般高约3米。叶互生，叶片菱状长椭圆形，两端渐尖，两侧易向内卷。花丛生或单生，黄白色；果实扁圆形，顶部平或微凹，基部棱起，呈放射状；果面光亮，橙红色，油腺细密则平生；果皮易剥离，瓤囊10瓣左右，肾形；甜而带酸。种子扁卵圆形，外种皮灰白色，内

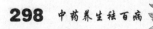

种皮淡棕色；多胚。花期 3 月中旬。果熟期 12 月下旬。一般于秋冬季果实成熟后采收，剥取果皮，晒干即得。广陈皮则用刀将果皮开成 3 瓣或十字开成 4 瓣，每瓣与底部相连，将果皮内表面翻出再晒干。

【良品辨识】质地稍硬而脆、气味香、味辛、苦者为良品。

【性味归经】味苦、辛，性温。归肺、脾经。

【养生功效】理气健脾、调理胃肠、增加食欲。

✿ 砂仁

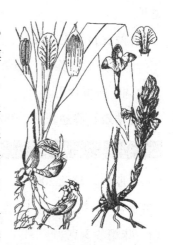

【形态特征】多年生草本，高 1~2 米。根茎圆柱形。横走，有节，节上有筒状的膜质鳞片，棕色。茎直立，圆柱形。叶互生，单叶，无柄，搓烂有香气；叶片披针形或长圆状披针形，夏季开花，花白色，花茎由根茎抽出，穗状花序疏松，椭圆形；6~9 月结果，果实成熟时红棕色，果实卵圆形或长圆形，表面有密生的软刺。种子集结成团，具 3 钝棱，中有隔膜，将种子团分成 3 瓣，每瓣有种子 5~25 粒，种子为不规则多面体，直径 2~3 毫米，有浓烈的芳香气，嚼之味辛凉。

【良品辨识】质地硬、胚乳灰白色、气味茗香浓烈、味辛凉、微苦者为良品。

【性味归经】味辛，性温。归脾、胃肾经。

【养生功效】化湿开胃、温脾止泻、理气安胎。

食疗药膳

陈皮粥

【原料】陈皮 10 克，粳米 150 克。

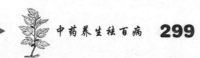

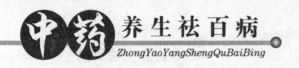
【做法】①将陈皮润透，去皮上白膜，切成丁；粳米淘洗干净。

②将粳米、陈皮同放锅内，加水 800 毫升，置武火上烧沸，再用文火煮 35 分钟即成。

【功效】理气健脾、燥湿化痰。

陈皮瘦肉粥

【原料】陈皮 9 克，墨鱼骨 12 克，猪瘦肉块 50 克，糙米 30 克。盐适量。

【做法】①先将陈皮、墨鱼骨与糙米同煮。

②煮熟后去陈皮、墨鱼骨、加入瘦肉块再煮片刻，待肉块熟后，加入盐调味即可食用。

【功效】降逆止呕、健脾顺气。

砂仁肚条

【原料】猪肚 1000 条，砂仁、淀粉（豌豆）各 10 克，花椒、盐各 5 克，姜 15 克，大葱 15 克，猪油（炼制）100 克，米酒 50 克，胡椒粉、味精各 3 克。

【做法】①砂仁烘脆后打成细末待用。

②猪肚洗净，下沸水锅中焯透捞出，刮去内膜。另向锅中加入清汤，放入猪肚、再下姜（切片）、葱（切段）、花椒煮熟，撇去泡沫，捞起猪肚待冷，切成条。

③将原汤 500 毫升烧开，下入肚条、砂仁末、胡椒粉、米酒、猪油，再加味精、盐调味，用湿淀粉 20 克（淀粉 10 克加水）勾芡，炒起锅装盘即成。

【功效】化湿行气、补脾和胃。

砂仁粥

【原料】粳米 100 克，砂仁 5 克。

 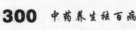

【做法】①先将砂仁磨成粉状备用。

②取粳米淘洗净，以常法煮粥，等粥熟时，调入砂仁细末，略煮5分钟即可。

【功效】暖脾胃、助消化、补中气。

补肺润肺

Bu fei run fei

肺有四种生理功能。肺主气、司呼吸：肺主呼吸之气和肺主一身之气。肺主行水：肺的宣发和肃降对人体内水液输布、运行和排泄起到疏通和调节作用。肺主治节：肺辅助心脏治理调节全身气、血、津液及脏腑生理功能。肺主宣肃：肺通过呼吸运动吸入自然界的清气，肺之宣发以呼出体内浊气，肺之肃降以吸入自然界的清气，一宣一肃以完成吸清呼浊、吐故纳新的作用。

有一些对肺有补益功能的药物，如川贝母、杏仁、白果、罗汉果、白茅根、银耳等，可以用来制汤茶或药膳，经常服食可以滋肺健肺，起到有病调理、无病防病的保健作用。

养生中药

◇ 川贝母

【形态特征】多年生草本，高15～50厘米。鳞茎粗1～1.5厘米，由3～4枚肥厚鳞瓣组成；鳞瓣肉质，类圆锥形或近球形，类白色，外层鳞瓣2枚，大小悬殊，大瓣紧抱小瓣，顶部

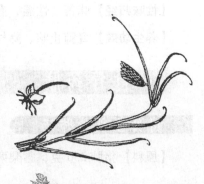

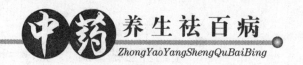
闭合，内有类圆柱形心芽和 2 枚小鳞瓣。茎直立，常在中部以上有叶。单叶，叶片呈狭披针条形，先端渐尖，顶端多少卷曲，6 月开花，黄色或黄绿色，单朵生于茎顶；花被 6 片。7 ~ 8 月结果，果实长圆形。鳞茎于夏秋采挖，晒干药用。

【良品辨识】质坚实、粉性足、色白者为良品。

【性味归经】味苦、甘，性微寒。归肺心经。

【养生功效】清热润肺、化痰止咳。

◇ 杏仁

【形态特征】落叶乔木，叶互生，卵圆形，先端长渐尖，基部圆形或略近心形。边缘有细锯齿或不明显的重锯齿，主脉基部被白色柔毛，叶柄带红色。花先于叶开放，单生于小枝端；花梗短或几无梗；花萼 5 裂，花瓣 5，白色或粉红色，阔卵形，长宽几乎相等。果黄红色，卵圆形，略扁，侧面具一浅凹槽，微被绒毛；核近于光滑，坚硬，扁心形，具沟状边缘；内有种子 1 枚，心形，红色。花期 3 ~ 4 月，果期 4 ~ 6 月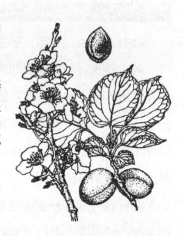

【良品辨识】颗粒均匀，饱满肥厚、味苦、不发油者为佳。

【性味归经】味苦，性温，有小毒。归肺、脾、大肠经。

【养生功效】宣肺止咳、降气平喘、润肠通便、解毒杀虫。

食疗药膳

川贝雪梨猪肺汤

【原料】猪肺 250 克，雪梨两个，川贝母 10 克，冰糖少许。

【做法】①将雪梨去皮、核、切片。

②猪肺洗净，切块，加清水适量煮沸后，去血沫。

③加入川贝母、雪梨片，同炖至猪肺块烂煮熟后，调入冰糖，溶化即可服食。

【功效】养阴润肺，止咳化痰。

川贝粥

【原料】贝母粉 10 克，糙米 50 克，冰糖适量。

【做法】①糙米淘洗干净后，加水煮至米开汤末稠时，调入贝母粉、冰糖。

②再改用小火继续煮，至粥成黏稠状即可。

【功效】清热、润肺化痰。

杏仁菜干汤

【原料】甜杏仁 10 克，苦杏仁 10 克，白菜干 20 克，红萝卜 200 克，蜜枣 40 克，冰糖 5 克。

【做法】①将白菜干浸软切段，胡萝卜去皮切片，杏仁洗净。将锅内水煲开，甜杏仁和苦杏仁、白菜干，胡萝卜，蜜枣煲 3 小时，加些冰糖即成。

【功效】此汤去热气，清热，润肺养颜。

杏仁燕窝羹

【原料】燕窝 40 克，甜杏仁 20 克，鸡蛋 70 克，苦杏仁 16 克，冰糖 10 克。

【做法】①燕窝用水浸透，挑毛洗净。

②将鸡蛋搅打成蛋浆。

③甜杏仁、苦杏仁分别用水洗净、去衣。

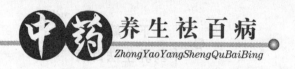

④加适量水，猛火煲至滚。

⑤放入燕窝、甜杏仁、苦杏仁、继续用中火煲 2 小时。

⑥加入冰糖和鸡蛋浆，不停用筷子搅拌。

⑦鸡蛋浆成蛋花，即可食用。

【功效】美容润肤、润肺养阴。

补肾养肾

Bu shen yang shen

如果肾脏功能失调，就会引发肾病。肾病常表现为虚证，主要有肾阳虚、肾阴虚、肾精不足、肾气不固、肾不纳气等。

在生活中，要注意多吃些清淡易消化的东西以及新鲜蔬果，多喝水。光是这些还不够，还应适当进行药补，选用一些有补益肾脏功能的药物来调养，如仙茅、锁阳、补骨脂、淫羊藿（仙灵脾）等，各种药物性味功能有些差异，需要根据身体状况适当进补。

养生中药

◇ 海马

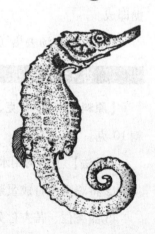

【形态特征】海马产于南海，外形如马，长 5～6 寸，属于虾类，背弓起，有竹节纹，雌者为黄色，雄者为青色。

【良品辨识】表面黄白色或灰棕色，略有光泽、骨质坚硬、难折断、气微腥者为良品。

【性味归经】味甘、性温、归肝、肾经。

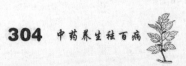

【养生功效】补肾壮阳、安神调气、舒筋活络、消炎止痛。

◇ 锁阳

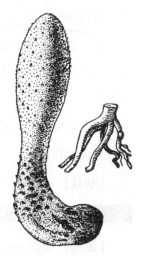

【形态特征】多生于沙丘下半部、干燥多沙地带，多寄生于植物红柳和白刺的根上。多年生寄生草本，高 30～50 厘米。茎肉质肥厚，圆柱形，直径 3～6 厘米，暗褐色或棕褐色，下部埋藏于土中。叶鳞片状，卵圆形、三角形或三角状卵形，长 0.5～1 厘米，宽不及 1 厘米，先端尖，密集于茎基部，覆瓦状排列，上部排列稍疏松，螺旋状排列。花期 6～7 月，花很小，暗紫色或紫红色，密集，排列成穗状花序棒状长圆形；花被片 5 片；雄蕊 1 枚。果期 7～8 月，果实小，球形，有硬壳状果皮。肉质茎于春季采挖为佳，除去花序，切段，晒干备用。

【良品辨识】体形肥大、颜色棕红、坚实、断面粉性、不显筋脉者为上品。

【性味归经】味甘、性温、归脾、肾、大肠经。

【养生功效】补肾益精、壮阳、润肠通便。锁阳具有明显的防癌、抗病毒、延缓衰老的作用。

食疗药膳

海马粥

【原料】海马 10 克，鲜虾仁、净鸡肉各 50 克，大米 200 克，小米 100 克，料酒、葱姜汁各 20 克，精盐、鸡精各 3 克，味精 1 克，胡椒粉 0.5 克，湿淀粉 4 克。

【做法】①鲜虾仁洗净。净鸡肉切成丁，与鲜虾仁分别用料酒、葱姜汁各5克和精盐0.5克、湿淀粉2克拌匀入味上浆。锅内放入清水，下入海马烧开，煮10分钟左右。

②下入淘洗净和大米烧开，煮至五成熟，下入淘洗净的小米搅匀烧开，下入鸡丁烧开，煮至鸡丁变色。加入余下的料酒、葱姜汁、精盐煮至熟烂。

③下入虾仁、鸡精搅匀烧开，煮至粥浓、加味精、胡椒粉略煮，出锅盛入汤碗即成

【功效】可补肾壮阳、养血益精、散结消肿。

锁阳粥

【原料】锁阳30克，大米适量。

【做法】大米同锁阳共煮，煮成粥后拣出锁阳即可食用。

【功效】壮阳固精，养血强筋。

锁阳苁蓉膏

【原料】锁阳、肉苁蓉各等量，炼蜜适量。

【做法】将两种中药加水煎取浓汁，加约等量的炼蜜，混匀，一同煎煮，收膏即可食用。每次吃1~2匙。

【功效】补肾阳、益精血、润肠通便。

健脑益智

Jian nao yi zhi

由于心脑相通、脑肺相系、脑脾相关、肝脑相维、脑肾相济，脑的功能隶属于五脏，五脏功能旺盛，精髓充盈，清阳升发，窍系通畅，才

  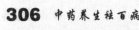

能发挥脑的生理功能。脑的生理病理与五脏休戚相关，所以，脑病也从脏腑底论治，涉及五脏。

为了防止脑部功能失调，可以多服用一些有补脑、健脑功能的中药，如远志、人参、茯苓、柏子仁、天麻等。常吃一些合适的补益药膳，能够延缓大脑衰老。

养生中药

❖ 远志

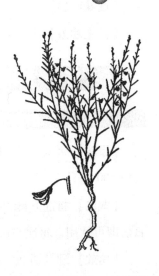

【形态特征】多年生草本，高15～40厘米。根圆柱形，肥厚，长约15厘米，外皮浅黄棕色或淡棕色，有较密的横纹及小疙瘩。茎多数，丛生，直立或斜生。叶互生，单叶，近无柄；叶片线形或线状披针形，花期6～9月，花小，淡蓝色或蓝紫色，排成总状花序，生于枝顶，花疏生，常偏生于一侧；萼片5片，内面2片花瓣状；花瓣3片。其中1片较大；雄蕊8枚。果期6～9月，果实扁平，近圆形，顶端凹缺，无毛，边缘有窄翅。

【良品辨识】以筒粗、皮细、肉厚、无木心者为良品。

【性味归经】味苦、辛，性温。归心、肾、肺经。

【养生功效】益智安神。

❖ 柏子仁

【形态特征】长卵形或长椭圆形，长0.3～0.7厘米，直径0.1～0.3厘米。新品黄白色或淡黄色，陈品呈黄棕色，并有油点渗出。种仁外面常包有薄膜质种皮，顶端略尖，圆三棱形，基部钝圆。质软油润，断面黄白色，胚乳较多，子叶2枚，均含丰富的油质。气微香，味淡而有油腻感。

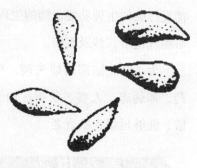

【良品辨识】以颗粒饱满、黄白色、油性大而不泛油、无皮壳、杂质者为良品。

【性味归经】味甘，性平。归心、肾、大肠经。

【养生功效】养心安神、润肠通便。

食疗药膳

远志还丹酒

【原料】远志、石菖蒲、补骨脂、熟地、地骨皮、牛膝各30克，白酒500毫升。

【做法】将前6味共研细末，置容器中，加入白酒，密封，浸泡5日后即可饮用。每次空腹10毫升，每日早、午各服1次。

【功效】理气活血、聪耳明目、轻身延年、安神益智。

远志牛肉汤

【原料】牛肉250克，枸杞子20克，远志9克，精盐、葱、姜、料酒均适量，色拉油适量。

【做法】①将牛肉洗净，用开水煮变色捞出，稍凉，切成小块备用。

②锅内放入色拉油，烧七成热放姜、葱爆香，加水适量，放入牛肉块、远志、枸杞子、精盐、武火烧开，再文火炖1.5～2小时即成。

【功效】健脑益智、强骨壮精。

柏子仁粥

【原料】粳米 100 克，柏子仁 25 克，蜂蜜 15 克。

【做法】①粳米淘洗干净，用冷水浸泡半小时，捞出，沥干水分。

②将柏子仁拣净，拍碎。

③向锅中放入冷水、粳米、柏子仁，先用旺火煮沸；再改用小火熬至粥成，调入蜂蜜搅匀，再煮沸即可食用。

【功效】润肠通便、养心安神。

柏仁花生米

【原料】花生米 500 克，柏子仁 30 克，精盐，葱段、姜片、花椒、桂皮各适量。

【做法】①花生米去杂洗净，用净布包好，放入锅内。

②柏子仁拣净，用净布包好，放入锅内。

③坐锅，放入柏子仁、加葱段、姜片、花椒、桂皮、再加入适量清水，旺火烧沸后，改为小火焖烧至熟，加入精盐再烧一段时间入味后，即可起锅食用。

【功效】养心安神、调节脑神经、增强记忆力、延缓脑功能衰退。

附录： 古今计量单位对照与换算

重量单位对照表

1 厘	约等于 0.3125 克
1 分	约等于 10 厘（0.3125 克）
1 钱	约等于 10 分（3.125 克）
1 两	约等于 10 钱（31.25 克）
1 斤	约等于 16 两（500 克）

古代医家用药剂量对照表

1 方寸匙	约等于 2.74 毫升，或金石类药末约 2 克；草本类药末约 1 克。1 钱匙：约等于 5 分 6 厘，或 2 克强。
1 刀圭	约等于 1 方寸匙的 1/10，也就是 0.274 毫升。
1 撮	约等于 4 圭，1.096 毫升。
1 勺	约等于 10 撮，15 克左右。
1 合	约等于 10 勺，150 克左右，约 20 毫升。
1 升	约等于 10 合，1.5 公斤左右，约 200 毫升。
1 斗	约等于 10 升，15 公斤左右，约 2000 毫升。
1 斛	约等于 5 斗，75 公斤左右。
1 石	约等于 2 斛或 10 斗，15 公斤左右。
1 铢	一两等于 24 铢。
1 枚	以体积较大者为标准计算。
1 束	以拳头尽量握足，去掉多余部分为标准计算。
1 片	以 1 钱的重量作为 1 片计算。
1 茶匙	约等于 4 毫升。
1 汤匙	约等于 15 毫升。
1 茶杯	约等于 120 毫升。
1 饭碗	约等于 240 毫升。

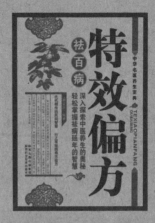

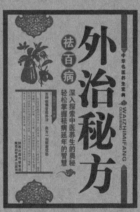

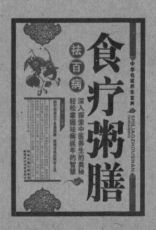

责任编辑／杨　波　孙雨来

封面设计／一品坊装帧设计工作室

中药养生

祛百病

中药是中国中医的传统药物，几千年来，中药为人类的繁衍和身体健康做出了极大的贡献。

每种中药都有其独特的性味和功效，在治疗某些疾病的时候会有显著的疗效。本书从各种常见疾病入手，详细介绍了治疗每种疾病的常用药材及其偏方、药膳，针对性强，是一本祛病延年的必备书籍。

上架建议：医学科普

ISBN 978-7-5369-5512-7

9 787536 955127 >

定价：26.80元